大医传承文库·名老中医带教问答录系列

李曰庆带教问答录
——男科病诊疗实录

主　编　李海松　杨　勇

全国百佳图书出版单位
中国中医药出版社
·北 京·

图书在版编目（CIP）数据

李曰庆带教问答录：男科病诊疗实录/李海松，杨

勇主编. -- 北京：中国中医药出版社，2025.3.

（大医传承文库）. -- ISBN 978 - 7 - 5132 - 9383 - 9

Ⅰ. R277.57

中国国家版本馆 CIP 数据核字第 20257GV663 号

中国中医药出版社出版

北京经济技术开发区科创十三街 31 号院二区 8 号楼

邮政编码　100176

传真　010 - 64405721

廊坊市佳艺印务有限公司印刷

各地新华书店经销

开本 710 × 1000　1/16　印张 9　字数 138 千字

2025 年 3 月第 1 版　2025 年 3 月第 1 次印刷

书号　ISBN 978 - 7 - 5132 - 9383 - 9

定价　49.00 元

网址　www.cptcm.com

服 务 热 线　010 - 64405510

购 书 热 线　010 - 89535836

维 权 打 假　010 - 64405753

微信服务号　**zgzyycbs**

微商城网址　**https://kdt.im/LIdUGr**

官 方 微 博　**http://e.weibo.com/cptcm**

天猫旗舰店网址　**https://zgzyycbs.tmall.com**

《李曰庆带教问答录》
编委会

主　编　李海松　杨　勇

副主编　韩　亮　王　彬

编　委　（按姓氏笔画排列）

《大医传承文库》
顾 问

顾 问 （按姓氏笔画排序）

丁 樱	丁书文	马 骏	王 烈	王 琦	王小云	王永炎
王光辉	王庆国	王素梅	王晞星	王辉武	王道坤	王新陆
王毅刚	韦企平	尹常健	孔光一	艾儒棣	石印玉	石学敏
田金洲	田振国	田维柱	田德禄	白长川	冯建华	皮持衡
吕仁和	朱宗元	伍炳彩	全炳烈	危北海	刘大新	刘伟胜
刘茂才	刘尚义	刘宝厚	刘柏龄	刘铁军	刘瑞芬	刘嘉湘
刘德玉	刘燕池	米子良	孙申田	孙树椿	严世芸	杜怀棠
李 莹	李 培	李日庆	李中宇	李世增	李立新	李佃贵
李济仁	李素卿	李景华	杨积武	杨霓芝	肖承悰	何立人
何成瑶	何晓晖	谷世喆	沈舒文	宋爱莉	张 震	张士卿
张大宁	张小萍	张之文	张发荣	张西俭	张伯礼	张鸣鹤
张学文	张炳厚	张晓云	张静生	陈彤云	陈学忠	陈绍宏
武维屏	范永升	林 兰	林 毅	尚德俊	罗 玲	罗才贵
周建华	周耀庭	郑卫琴	郑绍周	项 颗	赵学印	赵振昌
赵继福	胡天成	南 征	段亚亭	姜良铎	洪治平	姚乃礼
柴嵩岩	晁恩祥	钱 英	徐经世	高彦彬	高益民	郭志强
郭振武	郭恩绵	郭维琴	黄文政	黄永生	梅国强	曹玉山
崔述生	商宪敏	彭建中	韩明向	曾定伦	路志正	蔡 淦
臧福科	廖志峰	廖品正	熊大经	颜正华	禤国维	

总 前 言

名老中医经验是中华医药宝库里的璀璨明珠，必须要保护好、传承好、发扬好。做好名老中医经验的传承创新工作，就是对习近平所提出的"传承精华，守正创新"的具体实践。国家重点研发计划"基于'道术结合'思路与多元融合方法的名老中医经验传承创新研究"项目（项目编号：2018YFC1704100）首次通过扎根理论、病例系列、队列研究及数据挖掘等定性定量相结合的多元融合研究方法开展名老中医的全人研究，构建了名老中医道术传承研究新范式，有效地解决了此前传承名老中医经验时重术轻道、缺乏全面挖掘和传承的方法学体系和研究范式等问题，有利于全面传承名老中医的道术精华。

基于扎根理论、病例系列等多元研究方法，项目研究了包括国医大师、院士、全国名中医、全国师承指导老师等在内的 136 位全国名老中医的道与术，在项目组成员共同努力下，最终形成了系列专著成果。《名老中医传承学》致力于"方法学体系和范式"的构建，是该项目名老中医传承方法学代表作。本书首次提出了从"道"与"术"两方面来进行名老中医全人研究，并解析了道术的科学内涵；介绍了多元融合研究方法，阐述了研究实施中的要点，并列举了研究范例，为不同领域的传承工作提供范式与方法。期待未来更多名老中医的道术传承能够应用该书所提出的方法，使更多名老中医的道术全人精华得以总结并传承。《全国名老中医效方名论》汇集了 79 位全国名老中医的效方验方名论，是每位名老中医擅治病种的集中体现，荟萃了名老中医本人的道术大成。《走近国医》由课题组负责人、课题组骨干、室站骨干、研究生等组成的编写团队完成，阐述从事本研究工作中的心得体会，展现名老中医带给研究者本人的收获，以期从侧面展现名老中医的道术风采，并为中医科研工作者提供启示与思考。"大医传承文库·疑难病名老中医经验集萃系列"荟萃了以下重大难治病种著作：《脑卒中全国名老中医治验集萃》《儿科病全国名老中医治验集萃》《慢性肾炎全国名老中医治验集萃》《慢性肾衰竭全国名老中医治验集萃》《糖尿病全国名老中医治验集萃》《慢性肝病全国名老中医治验集萃》《慢性阻塞性肺疾病全国名老中医治验集萃》《免疫性疾病全国名老中医治验集萃》《失眠全国名老中医治验集萃》《高血压全国名老中医治验集萃》《冠心病全国名老中医治验集萃》《溃疡性结肠炎全国名老中医治验集萃》《胃炎全国名老中医治验集萃》《肺癌全国名老中医治验集萃》《颈椎病全国名老中医治验集萃》。这些著作集中体现了名老中医擅治病种的精粹，既包括学术思想、学术观点、临证经验，又有典型病例及解读，可以从书中领略不同名老中医对于同一重大难治病的不同观点和经验。在"大医传承文库·对话名老中医系列"中，我们邀请名老中医讲述成才故事、深入解析名老中医道术形成过程，让读者体会大医精诚，与名老中医隔空对话，仿佛大师就在身边，领略不同大医风采。"大医传承文库·名老中医经验传承系列"在扎根理论、处方挖掘、典型病例等研究结果的基础上，生动还原了名老中医的全人道术，既包含名老中医学医及从医过程中的所思所想，突出其成才之路，充分展现了其学术思想形成的过程及临床诊疗专病的经验，又讲述了名老中医的医德医风等经典故事，总结其擅治病种的经验和典型医案。"大医传承文库·名老中医带教问答录系列"通过名老中医与带教弟子一问一答的形式，逐层递进，层层剖析名老中医诊疗思维。在师徒的一问一答中，常见问题和疑难问题均得以解析，读者如身临其境，深入领会名老中医临证思辨过程与解决实际问题的思路和方法，犹如跟师临证，印象深刻、领悟透彻。"大医传承文库·名老中医特色诊疗技术系列"展示了名老中医的特色诊法、推拿、针灸等特色诊疗技术。

期待以上各个系列的成果，为读者生动系统地了解名老中医的道术开辟新天地，并为名老中医传承事业做出一份贡献。

以上系列专著在大家协同、团结奋斗下终得以呈现，在此，感谢国家重点研发计划项目的支持，并代表项目组向各位日夜呕心沥血的作者团队、出版社编辑人员一并致谢！

总主编　谷晓红

2023 年 3 月

前　言

李曰庆教授是主任医师，二级教授，博士生导师，北京中医药大学东直门医院首席专家，第二届全国名中医，第五批全国老中医药专家学术经验继承工作指导老师，首都国医名师。李教授是我国著名的中医外科学大家，中医男科的开创者之一。李教授从医逾五十载，笃研岐黄之术，博采众长，中西汇通，勤于实践，形成了独特的中医外科尤其是男科疾病的诊疗体系。李教授治疗男科疾病时强调衷中参西、内外同治、身心同调，每获良效，受到了广大患者的欢迎。

为了进一步传承与发扬李教授的学术思想，为临床医生及中医学子开拓思路，李曰庆名医传承工作室组织人员编写本书。本书以李教授临床上诊断明确、疗效客观、资料明晰的病案为基础，采用师徒问答的形式，由老师亲自解析临床案例，从道术结合角度展现诊疗男科疾病的思辨过程。

全书以西医病名为纲，涉及男性不育症、前列腺及精囊疾病、性功能障碍、男科杂病等多个病种及相关病案，以师徒问答的形式对疾病的辨治过程进行深入浅出的分析，解决学生在诊疗男科疾病过程中碰到的困惑或难点，同时整理了李教授的从医之路及关于如何做好中医教育和学科建设等方面的心得体会，借以启迪后生。

限于篇幅与编写人员水平，书中难免存在不妥或偏漏之处，希望读者慧眼仁心，提出宝贵意见，不胜感激！本书为国家重点研发计划项目——基于"道术结合"思路与多元融合方法的名老中医经验传承创新研究（项目编号：2018YFC1704100）课题一"名老中医经验挖掘与传承的方法学体系和范式"（课题编号：2018YFC1704101）的研究成果，受到国家重点研发计划项目及北京康仁堂药业有限公司的资助，在此一并致谢！同时也向在本书编写过程中提出宝贵意见的老师及同仁表示感谢。

李海松

2023 年 11 月于北京

目　录

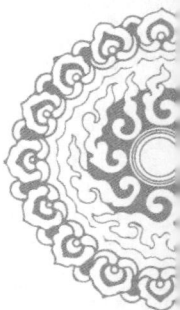

上篇　医案点评

下篇　师徒对话

上篇　医案点评

第一章　男性不育症

世界卫生组织规定，育龄期夫妻有规律性生活 1 年以上，未采用避孕措施，由于男方因素导致女方无法自然受孕的，即为男性不育症。据统计，约 15% 的夫妻因 1 年内不能受孕而寻求药物治疗，其中至少 50% 源于男性精子异常。男性不育症的病因复杂，通常由多种病因共同引起，且有 30%～40% 的男性不育症患者找不到明确的病因。

本病在中医学中属于"无子""艰嗣"等范畴，"不育"之词最早见于《周易》"妇孕不育"。《诸病源候论》言"丈夫无子者，其精清如水，冷如冰铁，皆为无子之候"，称不育症为"无子"。叶天士的《秘本种子金丹》又称男性不育症为"男子艰嗣"。近年来，随着男科学的不断发展，中西医对本病的称谓逐渐统一，同称男性不育症。

中医素有"肾藏精，主生殖"的理论，因此李曰庆教授认为肾虚是男性不育症的基本病机，而湿热、肝郁、血瘀、脾虚等病机均是因为影响到肾藏精的功能而导致不育。因此，男性不育症的治疗应以补肾法作为基本治则，在辨证论治的基础上，再辅以清热利湿、疏肝、活血化瘀、健脾益气等治法。此外，肾分阴阳，补肾亦有补阳、补阴等不同，以及"阴中求阳""阳中求阴"之法，故临床中应在辨证论治的基础上正确而灵活地应用补肾法。

同时，对于男性不育症的诊治，李曰庆教授还主张遵循"明确诊断""分类治疗"及"男女同治"三个原则。

首先，对于男性不育症患者，要详细询问病史、性生活史、生活习惯、兴趣爱好、工作、既往史等，通过问诊发现可能导致不育的潜在原因。无特殊情况下，患者均应行精液常规检查，该检查是评估男性生育能力的最直观的手段。另外，根据情况还需要完善生殖系统超声、男性激素水平、精浆生化等检查，尽可能明确患者的不育类型。如重度少精或者无精，还应该进一步完善染色体等相关检查，尽可能明确病因，尤其是对于无精子症的患者，诊断及查找病因是首要任务。

其次，李曰庆教授指出男性不育症分类众多，治疗时要有所选择，切勿盲目治疗。有明确病因的，对因治疗；无明确病因的，经验治疗；对因治疗同时，不忘经验治疗。采用多因论思维，多方法治疗，以提高疗效。有针对性治疗措施者，治疗效果一般较为满意，如梗阻性无精子症、生殖内分泌异常等；如无有效针对性治疗措施者，治疗效果差，甚至不能治疗，如先天性异常、染色体核型异常等。而对于病因明确但机制尚未阐明和病因不明者，治疗效果往往不够满意，临床中则要综合治疗。在治疗策略选择时，应遵循"降级原则"，即首先选择损伤小的技术（药物治疗、人工授精），其次选择较复杂、昂贵、损伤性较大的方法（体外受精－胚胎移植或卵胞质内单精子注射）。

最后，李曰庆教授认为生育与夫妇双方有关。所以，尤为强调夫妇同治，在男性不育症患者制定治疗方案前需重视对女方的生育力进行评估。

第一节　少精子症

赵某，男，29 岁。

初诊：2018 年 6 月 12 日。

主诉：已婚 3 年未避孕未育。

现病史：患者已婚 3 年，婚后性生活规律，未采取任何避孕措施，女方至今未育。女方已行相关检查，未见明显异常。患者既往多次精液常规检查示少精子症，四处求诊未果来诊。

刻下症：平日自觉头晕耳鸣，腰膝酸软，急躁易怒，夜间五心烦热，舌质红，苔薄白，脉细数。专科查体：外生殖器发育正常，阴毛呈男性分布，双侧睾丸、附睾、精索未见明显异常。

辅助检查：精液常规示精液量 1.5mL，颜色乳白色，pH 值 7.6，密度 8 ×

10^6/mL，活率75%，前向运动精子55%，其中a级30%，b级25%；男性激素五项（－）；阴囊超声（－）；染色体核型分析（－）；Y染色体微缺失（－）。

西医诊断：男性不育症，少精子症。

中医诊断：男性不育症（肾阴不足证）。

治法：滋阴补肾，益精养血。

方药：生地黄10g，熟地黄10g，山药15g，枸杞子20g，菟丝子15g，覆盆子10g，五味子10g，车前子10g，沙苑子10g，黄精20g，玄参10g，当归10g，鹿角胶15g（烊化），水蛭6g。14剂，水煎服，每日1剂，分早晚2次服用。

二诊：2018年6月26日。

刻下症：服药后头晕耳鸣、腰膝酸软较前明显好转，仍时有五心烦热，舌质红，苔薄白，脉细。

方药：生地黄10g，熟地黄10g，山药15g，枸杞子20g，菟丝子15g，覆盆子10g，五味子10g，车前子10g，沙苑子10g，黄精20g，玄参10g，当归10g，鹿角胶15g（烊化），水蛭6g，山萸肉15g，制何首乌15g。14剂，水煎服，每日1剂，分早晚2次服用。

三诊：2018年7月10日。

刻下症：服药后全身症状较前明显改善，现无明显不适，舌淡红，苔白，脉缓。复查精液常规示密度10×10^6/mL，活率75%，前向运动精子55%，其中a级32%，b级23%。

考虑患者现病情平稳，无明显阴阳偏颇，方药改为丸剂，予六味地黄丸（中成药）及五子衍宗丸（中成药）口服，用药天数28天。嘱患者保持心情舒畅，维持良好的生活作息习惯，并告知女方不可求子心切，以求夫妻同调。

四诊：2018年8月7日。

刻下症：现无明显不适，复查精液常规示密度32×10^6/mL，活率70%，前向运动精子59%，其中a级30%，b级29%。嘱停药，规律性生活，适时怀孕。

3个月后来电告知，女方怀孕。

【师徒评案】

学生：老师，治疗少精子症该从何入手？

老师：首先，少精子症病因繁多，为增加治疗的针对性，减少治疗的盲目性，开展临床治疗的前提是尽可能明确病因。要重视外生殖器体格检查，另外完善性激素、遗传学检查等化验检查，明确是否存在生殖内分泌失调，或染色体核型异常、Y染色体微缺失等遗传性因素，采取针对性的治疗措施；对于病因不明归于特发性少精子症的患者进行综合治疗。对保守治疗效果不理想的重度少精子症患者，临床治疗首选辅助生殖技术。本例患者相关检查均已完善，未找到确切的病因，可明确诊断为特发性少精子症。然后，根据"肾藏精，主生殖"，以及"阳化气，阴成形"理论，少精子症的基本病机应为肾虚血瘀，肾虚则生精功能受损，血瘀则气血瘀滞不畅而不能生精，且此处的肾虚为肾阴肾精亏虚，临床辨治应以补肾活血作为基本治法，这里其实是一个微观辨证，在此基础上再进行宏观的辨证论治，兼以清利湿热、疏肝解郁、益气养血等，即可确定诊疗思路。

学生：何为微观辨证，何为宏观辨证？

老师：我们通常所说的四诊合参，辨证论治即为宏观辨证，根据患者的症状、舌脉等进行辨证。而微观辨证是指借助现代化的高科技检查手段，从微观解剖结构、分子生物组成变化，也就是从微观角度来认识疾病，再运用中医的理论去进行诠释，以此来辨证，具体到男性不育症患者身上，微观辨证主要指的就是根据精液常规结果来进行辨证。

学生：老师，您说少精子症的治疗需要在补肾活血作为基本治法的基础上再进行宏观辨证论治，那么对于少精子症来说微观辨证要比宏观辨证更重要吗？

老师：并不存在哪个更重要，而是要相互结合。临床中宏观辨证与微观辨证各有其优势与不足。辨证论治是中医学诊断和治疗的特色和优势，这种传统的辨证论治方法是以患者临床症状特点及舌脉等查体为主要诊断手段，从宏观角度分析和认识疾病，具有局限性和模糊性等不足。而西医学则在很大程度上借助了现代化的高科技检查手段，从微观解剖结构、分子生物组成变化，也就是从微观角度认识和指导疾病的治疗，但存在着宏观把握疾病的不足。对男性不育症进行辨证是临床诊疗工作中极为重要的一环，现代医学长于明确病因病理，对其进行微观辨证；传统中医学则多对其进行宏观辨证。因此在男性不育症的辨证过程中，将两者结合起来，则能更好地指导下一步的临床治疗。

学生：滋阴补肾方药众多，具体如何选用？

老师：首先，患者具有腰膝酸软、五心烦热等表现，且舌质红，苔薄白，脉细数，可明确辨证为肾阴不足，药可用枸杞子、黄精、菟丝子、女贞子、墨旱莲、天冬、熟地黄等滋阴补肾之品，常用的方剂有六味地黄丸、左归丸等。其次，患者精液常规检查示少精，少精基本病机为肾虚血瘀，同时根据中医"阳化气，阴成形"的理论，这里的肾虚为肾阴肾精亏虚，因此应补肾填精。药物选择上，清代著名医家叶天士主张用血肉有情之品补精，如鹿角胶、龟甲胶、牛骨髓、紫河车、鱼鳔等，此类药物具有促进精子生长、使精液量增多、提高性能力、抗衰老等作用，主要用于无精症、少精子症等疾病，代表方有龟鹿二仙膏、龟鹿五子地黄汤等。补肾填精法亦有偏温偏凉的不同，可分为温肾填精法和滋阴填精法。针对此例少精子症当然就是滋阴填精法，药可选熟地黄、鸡子黄、制何首乌、天冬、黑芝麻、海参、阿胶、黄精、猪脊髓等，方可用河车大造丸。

学生：本例患者方药中用水蛭何意？

老师：患者 29 岁，已婚 3 年未育，病程也算比较长了。其实对于男性不育症患者来说，普遍存在病程较长的情况，而中医理论认为"久病成瘀"，同时瘀滞本身会进一步影响到肾的功能而影响生育能力，因此在活血的基础上，加大化瘀通络的力量。水蛭性平，味咸、苦，归肝经，具有破血通经、逐瘀消癥之功效。同时二阴是肝经循行之处，所以用水蛭可针对性地改善睾丸局部的瘀滞情况，活血化瘀通络，改善生精环境，提高疗效。

【传承心得体会】

患者头晕耳鸣，腰膝酸软，心烦易怒，五心烦热，舌质红，苔薄白，脉细数，为肾阴不足的表现。精液分析可见精子量少伴精液稀薄，根据传统中医"阳化气，阴成形"的理论，该病辨证的侧重应着眼于肾阴肾精不足，治疗当以补肾益精为重点，此为微观辨证与宏观辨证相结合的典型实例。生地黄、熟地黄、山药补肾益精养阴；五味子、枸杞子、菟丝子、车前子、覆盆子为五子衍宗丸成分，补肾益精；黄精益气养阴，补肾益精；玄参、当归补血活血滋阴；鹿角胶为血肉有情之品，益精补血。男性不育症病程较长，中医理论认为"久病成瘀"，故加用水蛭一药，活血化瘀通络，改善生精环境。全方共奏滋补肾阴，益精养血之功。

第二节　弱精子症

赵某，男，33 岁。

初诊：2019 年 8 月 20 日。

主诉：婚后未避孕 3 年未育。

现病史：患者结婚 3 年，婚后性生活规律，未避孕，未育。配偶检查未见异常。患者多次检查精液常规示精子活力差。

刻下症：患者平日体健，无明显不适，舌淡红，苔薄白，脉沉。专科查体：外生殖器发育正常，阴毛呈男性分布，双睾丸、附睾、精索未见异常。

辅助检查：精液常规示精液量 3.3mL，密度为 $32 \times 10^6/mL$，精子活率 38%，其中 a 级精子 8%，b 级精子 12%，c 级精子 18%，余项无异常。男性激素五项、睾丸、附睾超声检查无异常。

西医诊断：男性不育症，弱精子症。

中医诊断：男性不育症（脾肾不足夹瘀证）。

治法：健脾益肾，活血养精。

方药：生地黄 10g，熟地黄 10g，生黄芪 20g，炙黄芪 20g，枸杞子 20g，山药 20g，覆盆子 10g，车前子 10g，菟丝子 10g，五味子 10g，淫羊藿 10g，太子参 10g，仙茅 10g，制何首乌 15g，巴戟天 6g，当归 10g，丹参 10g，川牛膝 10g。14 剂，水煎服，每日 1 剂，早晚分 2 次服。

二诊：2019 年 9 月 3 日。

刻下症：服药后无明显不适。

方药：生地黄 10g，熟地黄 10g，生黄芪 20g，炙黄芪 20g，枸杞子 20g，山药 20g，覆盆子 10g，车前子 10g，菟丝子 10g，五味子 10g，淫羊藿 10g，仙茅 10g，制何首乌 15g，巴戟天 6g，当归 10g，丹参 10g，川牛膝 10g，鹿角胶 10g。14 剂，水煎服，每日 1 剂，早晚分 2 次服。

嘱规律休息，夫妻生活不可过于频繁，注意饮食营养。

三诊：2019 年 9 月 17 日。

刻下症：服药后无明显不适。复查精液常规：完全液化，密度为 $39 \times 10^6/mL$，活率 46%，a 级精子 22%，b 级精子 20%，c 级精子 4%。

方药：生地黄 10g，熟地黄 10g，生黄芪 20g，炙黄芪 20g，枸杞子 20g，山药 20g，覆盆子 10g，车前子 10g，菟丝子 10g，五味子 10g，淫羊藿 10g，仙茅 10g，制何首乌 15g，巴戟天 6g，当归 10g，丹参 10g，川牛膝 10g，鹿角胶 10g。30 剂，水煎服，每日 1 剂，早晚分 2 次服。

四诊：2019 年 10 月 17 日。

刻下症：患者无不适，舌淡红，苔薄白，脉缓有力。复查精液常规：完全液化，活率 75%，a 级精子 32%，b 级精子 35%，c 级精子 8%。

方药：五子衍宗丸（中成药）口服，用药 3 个月。

嘱服药过程中可适时怀孕。

1 年后来门诊告知其妻 1 个月前产 1 女，母女健康。

【师徒评案】

学生：老师，治疗弱精子症该从何入手？

老师：弱精子症的基本病机为"脾肾两虚夹瘀"，脾肾不足为本，瘀滞不畅为标，脾肾不足是其发病基础，血瘀不畅是其发病趋势。"脾虚""肾虚""血瘀"构成了无症状性弱精子不育症发病的三大关键环节，且相互影响，贯穿疾病始终，并导致本病缠绵难愈。据此立法，当以脾、肾为中心进行论治，以健脾益肾、活血养精为基本治法。临床可选用健脾剂、补肾剂、活血剂加减化裁治疗，也可选用健脾药、补肾药、活血药组方治疗。饮酒、吸烟、熬夜、长期穿牛仔裤、经常洗热水澡或蒸桑拿浴等不良生活习惯均可导致男性精子质量下降,主要对精子活动力影响较大。因此,对于弱精子症的患者,还要重视生活方式调整,戒烟酒、不熬夜等,养成规律健康的生活习惯。

学生: 老师,患者平日无明显不适,该如何辨证?

老师: 这里就要用到之前讲的宏观辨证与微观辨证相结合了。临证时,一方面可将现代检测手段所得的数据纳入中医传统的宏观辨证的参考因素之中,即宏观辨证不单单参考患者全身症状、体征及舌脉等中医查体资料,还要将解剖、细胞、分子生物层面的病情资料作为辨证的依据,综合以探索疾病的实质,为临床治疗提供更精确的依据。如现代很多男子不育症患者,生活不规律、工作压力大,加之平素嗜食辛辣刺激、酗酒,问及症状常有疲倦、乏力、腰酸、寐差等不适,结合舌脉全身整体辨证,多属气血不足、肾精亏虚之证,然临床单单给予益气、补血、填精之剂效果并不理想。细察之,此类患者精液常规往往合并有外观发黄、黏稠、不液化或者液化时间延长、白细胞增多,这种情况下辨证则需要在全身整体辨证基础上将精液检查结果所提示的病情考虑进去。中医传统理论体系中并无对精液不液化、白细胞增多进行辨证的依据,一般情况下认为白细胞增多属微观辨证中的湿热、热毒之证,在调理全身补益气血的基础上要辅以清热、利湿、解毒之药,则多可见效。另一方面,可以用中医传统的理论学说对现代检查所提供的微观资料进行分析、归类,以指导微观辨证。如中医学认为"阳化气,阴成形""阳主动,阴主静",故可以认为精气(精子活动力)无形,动而为阳;精浆、精子有形,静而为阴。精气、精液功能、数量正常,则阴平阳秘,男子可育;反之阴阳失调则可致不育。因此在辨证治疗上,可以根据精子、精浆的检查结果来指导男性不育症患者阴阳的调和。具体辨证上,一般认为精子数量与精液量的多少,取决于肾阴的盈亏,肾阴足则量足,肾阴虚则量少,因此少精子症、精液量少者辨证为阴虚,治宜滋补肾阴;而精子活力的高低多取决于肾阳的盛衰,肾阳盛则活力强,肾阳衰则活力弱,因此弱精子症者辨证为阳虚,治宜温补肾阳。精液的液化异常微观辨证上则多辨证为阴虚火旺(素体阴虚、形体消瘦者）、痰凝血瘀（病程长及久坐不动者）、阳虚寒凝（久服抗生素、苦寒之剂及素体虚弱者），其中以前两种居多，治疗上则可在整体辨证的基础上加以滋阴降火、活血化痰、温阳散寒等药以调和阴阳。可以看出，很多现代辅助检查结果都可为中医辨证提供依据，从而为提高疗效确立基础。男性不育症的病因复杂，现代医学和中医学在诊治该病上各有长短，把根据现代化检查结果所进行的微观辨证与中医传统的宏观辨证相结合进行辨治，必将提高男性不育症诊治水平和临床治疗效果，也为一些宏观上无证可辨的患者提供一种新的诊疗思路。

学生：根据"阳化气，阴成形"之说，弱精子症应该补肾温阳益气吧，具体如何运用？

老师：补肾温阳法适用于表现为形寒肢冷、腰膝酸软、遗精滑泄、阳痿不举、小便频数清长的患者，药可用淫羊藿、巴戟天、仙茅、韭菜子、阳起石、肉桂、鹿茸、附子等温热之品以补火壮阳、振奋阳气。如肉桂，《本草汇言》曰"味厚甘辛大热，壮命门之阳，植心肾之气"；鹿茸，《本经逢原》谓"补火助阳，生精益髓，强筋健骨，固精摄便"。临床常用方剂如《金匮要略》中治疗肾阳不足证的金匮肾气丸，《妇科玉尺》中治精薄精冷不育的阳起石丸。补肾益气法主要适用于肾气不足的精液质量低下，临床以倦怠乏力、气短懒言、性欲减退为指征。药物选择上多用山茱萸、川续断、菟丝子等性稍偏温、质地柔润的药物以鼓舞肾气，振奋生殖机能且无伤阴动火之患。如山茱萸，《本草新编》曰"益精温肾"，《药性论》云"补肾气，兴阳道，添精髓，疗耳鸣"。又如川续断，《药品化义》言："苦能坚肾，辛能润肾，可疗小便频数，精滑梦遗。"临床常用方剂如《医学入门》五子衍宗丸（枸杞子、菟丝子、覆盆子、五味子、车前子）。对于本例，患者无明显不适，通过微观辨证为脾肾两虚夹瘀，其实就是在补肾温阳，健脾益气，同时注意血瘀对精子活力的影响，方药选用按照上述思路，再加入一些活血药即可。

学生：既要补肾温阳，具体方药选用时何不用附子、肉桂？

老师：这里其实是微调阴阳之意。也就是说在治疗男性不育症的遣方用药上要选择药性温和的药物，不宜过于寒凉或者温补，此外给药的剂型上也应注意，在治疗的不同阶段要注意汤剂、丸剂相结合，不可一味汤药猛攻，比如本例患者后期病情稳定即改用丸药。男性不育症的治疗用药如过于辛热、温补，虽短时期内可提高精子活力，但容易导致精液量少、液化差，同样如过于寒凉，虽有利于消炎、促使精液液化，但可导致精子活力下降，因此，不论过于寒凉还是过于温补都不利于精液整体质量的改善。具体药物可多选性平、血肉有情之品，如鹿角胶、枸杞子、仙茅、淫羊藿、五味子等。

学生：既有微调阴阳，是否有宏调阴阳呢？

老师：对的，男性不育症的治疗要做到"宏调阴阳"与"微调阴阳"相结合。所谓的"宏调阴阳"是指根据患者全身症状及中医望、闻、问、切四诊收集的病情资料，辨证施治，肾阳不足者治以补肾壮阳，肝郁血瘀者治以疏肝活血，气血两虚者治以补气养血等；所谓"微调阴阳"除指用药药性温和不宜过于偏颇外，更主要是指在微观辨证的基础上，结合中医理论及现代医学检查结果采取相应的治疗，如患者精液有白细胞者可给予清热解毒之品，不液化者可予以养阴清热的药物等。在两种辨证方法的选择和配合应用上，如果患者全身症状较明显则以"宏调阴阳"为主，"微调阴阳"为辅，如患者表现为头晕耳鸣、记忆力差、精神疲乏、性欲下降、腰膝酸软等一系列肾精亏虚之症，则可治以补肾填精，方选五子衍宗丸，再根据患者偏阳虚或者偏阴虚的不同加以相关调理药物。如患者无明显的全身不适，从传统中医诊断理论出发则无证可辨，就可以运用"微观辨证"进行"微调阴阳"，将患者的精液常规、内分泌检查等收集来的病情资料作为辨证依据进行"微观辨证"，以确定下一步治疗原则。同时"微调阴阳"时还应注意寒热温凉搭配，攻补兼施。例如，因肾阳亏虚导致精子活力低的患者，在应用益气温阳之品提高精子活力的同时，要注意配伍适当养阴生精之品，以防温补导致精液不液化、精液量少，反之由于阴津不足导致精液量少、精子密度低的患者，多在应用养阴生津药物提高精液量和精子密度的同时，佐以温肾补阳之品以防寒凉药物降低精子活力。药物剂型的使用上，应注意结合患者生活实际，汤剂、丸剂配合使用。因男性不育症患者一般疗程较长，若一味地采用汤剂治疗，患者难以坚持且容易引起脾胃的不适。因此在就诊初期，可以给予汤剂为主，来"宏调阴阳"，探其病情之虚实，对其进行整体上的调理；待患者病情稳定后则以给予丸药为主，来"微调阴阳"，促使精液从量、液化、精子活力、密度整体上得到提高，而不是偏重于一方。总之，只有将"宏调阴阳"和"微调阴阳"结合使用，才能提高临床疗效。

【传承心得体会】

"脾肾两虚夹瘀"为无症状性弱精子症的基本病机，脾肾不足为本，瘀滞不畅为标，脾肾不足是其发病基础，血瘀不畅是其发病趋势。"脾虚""肾虚""血瘀"构成了无症状性弱精子不育症发病的三大关键环节，且相互影响，贯穿疾病始终，并导致本病缠绵难愈。无症状性弱精子不育症往往难以分证论治，根据"脾肾相生"和"精血互化"的中医基本理论，其贯穿疾病始终的基本病理变化为脾肾两虚夹瘀。根据"阳化气，阴成形"的理论，精子活动力差主要由于肾阳虚衰无以化气而引起，所以临床治疗应以温补肾阳为主。生地黄、熟地黄补肾填精，生黄芪、炙黄芪补气健脾，共为君药；五味子、枸杞子、菟丝子、车前子、覆盆子为五子衍宗丸成分，补肾益精；仙茅、淫羊藿为二仙汤，补肾助阳；太子参益气养阴；何首乌滋补肝肾，补血填精；当归、川牛膝、丹参养血活血，化瘀通络。全方共奏健脾益肾、活血养精之功，随症加减治疗，而后改丸药以图缓治，终使其妻怀孕。

第三节　畸形精子症

王某，男，29 岁。

初诊：2017 年 3 月 12 日。

主诉：结婚 3 年未避孕未育。

现病史：患者结婚 3 年，性生活正常、规律，未采取避孕措施，未育。配偶 30 岁，月经正常，妇科检查正常。

刻下症：纳呆乏力，容易体倦，腰膝酸软，偶有头晕耳鸣，小便调，阴囊潮湿，大便偏黏。舌暗，苔腻微黄，脉沉细。外院查精液常规示弱精子症，畸形精子症。专科查体：外生殖器发育正常，阴毛呈男性分布，双睾丸、附睾、精索未见异常。

辅助检查：精液常规示精液量2mL，不完全液化，pH值7.4，精子活率35.17%，前向运动精子23.16%，精液浓度$32.62 \times 10^6/mL$，正常形态精子1%。

西医诊断：男性不育症，畸形精子症，弱精子症。

中医诊断：男性不育症（肾虚湿热血瘀证）。

治法：补肾活血，清热化湿。

方药：熟地黄20g，枸杞20g，菟丝子15g，当归15g，覆盆子20g，五味子10g，车前子10g，黄芪30g，生牡蛎30g（先煎），山药15g，茯苓15g，丹参20g，鸡内金10g，王不留行15g，水蛭10g，太子参20g，黄柏10g，蒲公英30g，丹皮10g，萆薢10g。30剂，水煎服，每日1剂，早晚分2次服。

二诊：2017年4月12日。

刻下症：患者诉腰膝酸软大减，头晕消失，时有乏力，舌暗苔薄白，脉细。复查精液常规示精液量3mL，完全液化，pH值7.5，精子活率48.23%，前向运动精子32.32%，精液浓度$36.41 \times 10^6/mL$，正常形态精子3%。

方药：熟地黄20g，枸杞20g，菟丝子15g，当归15g，覆盆子20g，五味子10g，车前子10g，黄芪40g，生牡蛎30g（先煎），山药15g，茯苓15g，丹参20g，鸡内金10g，王不留行15g，水蛭10g，太子参20g，丹皮10g，萆薢10g，巴戟天15g，女贞子10g。45剂，水煎服，每日1剂，早晚分2次服。

三诊：2017年5月30日。

刻下症：外院复查精液常规，正常形态精子7%。

嘱停药，正常备孕。

随访4个月后，配偶怀孕。

【师徒评案】

学生：老师，治疗畸形精子症该从何入手？

老师：畸形精子症的基本病机为肾虚、湿热和血瘀。肾虚则精失所养，湿热、血瘀则影响精子成熟微环境，进而出现畸形精子增多，导致男性不育。

临床辨治应抓住本虚标实的特点，以补肾生精、清热利湿、活血化瘀为原则综合论治。如本例患者，既有腰膝酸软、头晕耳鸣等肾虚之象，又有阴囊潮湿、大便偏黏等湿热之象，同时舌暗提示血瘀，苔腻微黄，脉沉细对应湿热、肾虚，总体辨证为肾虚湿热血瘀证，是一个典型的畸形精子症证型。

学生：老师，治疗各种不育症均使用五子衍宗丸是为何意？

老师：五子衍宗丸最早出现在明代张时彻所辑的《摄生众妙方》一书，由菟丝子、枸杞子、覆盆子、五味子和车前子组成。方中君药菟丝子，既可补肾阳又滋肾阴，是一味阴阳并补的药，枸杞子，滋补肝肾而益精，二药同用，共奏补肾益精之功。臣药覆盆子，补肾助阳、固精涩精，五味子益肾固精、涩精止泻，二药同用，既加强君药的补肾益精作用，又可固精涩精。佐药车前子，利湿泄浊、涩中兼通、补而不滞。五子合用，具有填精补髓、疏利肾气、种嗣衍宗的功效，是治疗男性不育、女性不孕的经典名方，张时彻明确指出"不问下焦虚实寒热，服之自能平秘，旧称古今第一种子方"。现代药理研究发现五子衍宗丸对下丘脑—垂体—性腺轴有调节作用，同时可以改善损伤性器官的功能，五子衍宗丸还有改善睾丸支持细胞的作用，在生精的同时还具有提高精子质量的作用。肾主藏精，主生殖，对于男性不育症患者，在临床上补肾应当以微调阴阳为主，不可过用寒凉和温热峻补，一味寒凉，多致精子活率和活力下降，单纯峻补，精子活力一时上升，久则再次下降，且精液量下降，精液黏稠不化，精子黏滞不动。阴阳互生互长、互根互用为中医根本，寒凉太过则伤阳，温补太盛则伤阴，导致津液不足。因此在治疗男性不育症时多选用六味地黄丸和五子衍宗丸合方打底，不寒不燥，阳生阴长，调和阴阳。也是我们常说"六五四二"中的"六五"。

学生：老师对六味地黄丸有何见解？

老师：六味地黄丸出自宋代钱乙《小儿药证直诀》一书，又名六味丸、地黄丸。其方开阖兼顾、动静结合、寒燥不偏，是以"三补三泻"为特点的补泻兼施名方。方中重用熟地黄滋阴补肾、填精益髓，山萸肉（酒炙）补肾、养肝、涩精，山药补脾、益阴、固精，共同滋养肝、脾、肾，是为"三补"。泽泻利湿泄浊，并防熟地黄之滋腻恋邪，牡丹皮清泻相火，并制山萸肉之温涩，茯苓淡渗利湿，并助山药之健运，则共为"三泻"，起到了渗湿浊、清虚热的作用。地黄丸主治肾虚，原书中描述为"治肾怯失音，囟门不合，神不足，目白睛多，面色㿠白"。现代认为本方主要功专肾肝，是为滋补肾阴的通用方，主治肾阴亏虚导致的潮热盗汗、五心烦热、腰膝酸软、口燥咽干、舌红少苔和脉细数等症，现代药理研究更证实六味地黄丸有增强机体非特异性抵抗力、调节免疫功能，并有滋补强壮等作用，具有延缓衰老、提高抗氧化酶活性和清除自由基等功用。同时研究显示其不仅作用于睾丸生精小管的生精细胞和支持细胞，改善生精微环境，而且可以改善附属性腺的功能，对精子脱氧核糖核酸（DNA）完整性起到很好的保护作用，改善男性不育症患者精子活动力、精子形态和 DNA 碎片化指数，从而有效地提高精液质量。

学生：老师可否再讲解下"四二"为何？

老师："四"为四物汤、四妙丸、四君子汤。患者面色萎黄，唇白色淡，心悸胆小，失眠多梦，舌淡苔薄白，脉细，精液清稀，精子数少，活力低下，则用四物汤补血养血，精血充盛，相互化生，达到调精目的。患者乏力气短，语声低微，纳差便溏，舌淡苔白，脉虚弱，精液量少，精子活力差，则加用四君子汤，健脾益气，先天、后天同补，脾肾同调。如果患者嗜食肥甘厚味、辛辣食物，尿黄，大便黏腻，身重乏力，舌苔黄腻，脉细数，精液异味重，黏稠不化，活动力弱，畸形精子偏多，一派湿热之相，则加用四妙丸，清热祛湿，达到补肾祛湿的目的，使精液得化，精子活力上升。"二"为二仙汤、二至丸、二陈丸。偏于肾阴虚的，患者口干舌燥，五心烦热，腰膝酸软，舌红少苔，脉细数，精液黏稠，精子活力差，则加用二至丸。二至丸由女贞子、墨旱莲组成，女贞子、墨旱莲益肾养阴，味简性平，补而不滞，滋而不腻，是平补肝肾之阴的经典方剂。同时现代药理研究显示，女贞子具有抗氧化、增强免疫力、升高白细胞、抗衰老等作用，且含有大量的氨基酸类和微量元素（如硒、锌、铜、锰等）。这些成分都能够提升精子的活动力。对于腰膝酸软、畏寒怕冷、夜尿频多、小便清长、阳痿早泄、舌淡苔薄白、脉细、精冷清晰、活动力差的肾阳不足证患者，则加二仙汤。二仙汤中的仙茅、淫羊藿，补肾温阳；如果阴阳两虚的患者则用二仙汤全方，即除了仙茅、淫羊藿外，还有当归、黄柏、知母，共同起到温肾阳、补肾精、泻肾火的作用。对于痰浊较重，体胖，舌苔黄腻，脉弦，精液黏稠液化不全，精子活力弱，畸形精子较多的患者，加用二陈丸，健脾化痰。

【传承心得体会】

畸形精子症的病因病机多为虚实夹杂，虚者多表现为脾肾阳虚或肾阴虚，实者多因湿热下注和瘀血阻滞。在临证治疗时，对于畸形精子症常以补肾活血、清热化湿为治疗大法。患者结婚 3 年未育，配偶身体无明显疾患，符合男子不育症诊断，查精液为精液不液化，畸形精子症，弱精子症，见患者体倦乏力、腰膝酸软等表现，属肾虚证。阴囊潮湿，大便偏黏，舌暗，苔腻微黄，脉沉细，属湿热有瘀之象。全方以古方五子衍宗为基础加入滋养肾阴的熟地黄、补气健脾的山药，以血肉有情之品生牡蛎来填补肾精，配合鸡内金、王不留行改善精液液化，黄芪、太子参补气以提高精子活力，在补肾的基础上加丹参、丹皮、水蛭活血以调高精子数量，加黄柏、萆薢、蒲公英以清热祛湿，1 个月后精液液化改善，精子活力提高，湿热之象渐去，减前方中清热的蒲公英、黄柏，增加益气补肾之力，终使精子形态改善，诸症皆减，爱人怀孕。

第四节　精液不液化

医案1

张某，男，29 岁。

初诊：2017 年 5 月 4 日。

主诉：婚后 2 年未育。

现病史：患者结婚 2 年未避孕未育，平素夫妻生活正常，性生活每月 3 ~ 4 次，爱人检查未见异常。患者 1 年前查精液发现精液不液化，经服用中西药物治疗效果欠佳，今为进一步治疗求诊。

刻下症：困倦乏力，头昏不适，小腹时有坠胀感，久坐后加重，易胃脘胀满不适，大便黏腻不成形，小便黄。舌胖大，齿痕边有瘀斑，苔黄稍腻，脉细无力。

辅助检查：精液常规示精液液化时间 >60 分钟，前向运动精子20%。其他理化检查未见明显异常。

西医诊断：男性不育症，精液不液化，弱精子症。

中医诊断：男性不育症（脾气亏虚，痰瘀积滞证）。

治法：补气健脾化痰，活血化瘀消积。

方药：熟地黄10g，山药15g，枸杞子30g，菟丝子15g，车前子10g，生牡蛎30g，生麦芽60g，鸡内金15g，太子参10g，生黄芪30g，丹参20g，王不留行30g，炙水蛭10g，浙贝母10g，皂角刺10g。14 剂，免煎，开水冲服。

嘱减少油腻食物摄入，少久坐，多饮水，忌辛辣，适当运动。

二诊：2017 年5 月18 日。

刻下症：乏力困倦，胃脘胀满，小腹坠胀感均有所减轻，大便成形，小便稍黄。舌淡胖有瘀斑，苔薄黄腻，脉弦细。复查精液分析：不完全液化，前向运动精子30%。

方药：熟地黄10g，山药15g，枸杞子30g，菟丝子15g，车前子10g，生牡蛎30g，生麦芽60g，鸡内金15g，太子参10g，生黄芪30g，丹参20g，王不留行30g，炙水蛭10g，浙贝母10g，皂角刺10g，蒲公英15g，凌霄花10g。30 剂，免煎，开水冲服。

调护同前。

三诊：2017 年6 月18 日。

刻下症：诸症均明显缓解，精神体力明显好转，舌淡稍胖，苔薄白，脉滑有力。复查精液正常。

方药：熟地黄10g，山药15g，枸杞子30g，菟丝子15g，车前子10g，生牡蛎30g，生麦芽60g，鸡内金15g，太子参10g，生黄芪30g，丹参20g，王不留行30g，炙水蛭10g，浙贝母10g，皂角刺10g。30 剂，免煎，开水冲服。

调护同前。

【师徒评案】

学生：老师，治疗精液不液化该从何入手？

老师：精液不液化以"脾失健运，痰瘀互结"为基本病机，且多夹肾虚、湿热等兼证，病机特点为虚实错杂，临床上常运用"益气健脾，化痰活血"的基本思路治疗本病。前列腺功能异常是导致精液不液化最主要的原因，而前列腺炎是前列腺功能异常的最常见病因，所以诊治早期，需先明确是否是因前列腺炎引起，是否需要中西医结合治疗，是否需要联合抗生素治疗。本例患者困倦乏力，易胃脘胀满不适，大便黏腻不成形，舌胖大有齿痕，脉细无力，均为脾失健运之象，舌有瘀斑、苔黄腻又有痰瘀互结之象，故辨证为脾气亏虚，痰瘀积滞证。同时小腹时有坠胀不适，提示为慢性前列腺炎，结合四诊，应为瘀滞导致。

学生：老师治疗精液不液化常用大量生麦芽何意？

老师：首先要知道精液凝固与液化的机理，精液凝固过程和血液凝固过程相似，是纤维蛋白溶酶在起作用。而生麦芽我们不能只知道它性平、味甘，归脾经、胃经以及肝经，有消食健胃、回乳消胀、疏肝解郁的作用。现代药理研究表明它富含消化酶，从而有助于精液液化，这也算是一种西医中用，是中医的一个发展方向。除了生麦芽外，鸡内金也具类似作用，通常治疗精液不液化时生麦芽与鸡内金一起使用。我们还常用活血化瘀药物，改善睾丸微循环，促进前列腺液的分泌，增加纤维蛋白溶酶，加速精液的液化。比如，方中丹参、水蛭活血化瘀，可以改善精室循环和精子生成的环境。浙贝母开郁散结，生牡蛎软坚散结，同样能化痰开瘀，促进精液液化。

学生：老师治疗前列腺炎常丹参、王不留行同用何意？

老师：精液的液化问题常与前列腺的功能相关，本例患者也是根据四诊有前列腺炎相关表现，故用了治疗前列腺炎的常用药对，也就是丹参和王不留行。前列腺炎是一种因生活方式不当导致的疾病，常见诱因为久坐，久坐压迫导致前列腺瘀阻致病，因此治疗用活血通瘀法。丹参配伍王不留行，丹参活血化瘀，行血止痛，祛瘀生新，王不留行能走血分，其性行而不住，走而不守，可活血化瘀、下乳。同时现代研究证明王不留行具有改善血液循环，抑制结缔组织增生，软化前列腺组织的作用。二药伍用，相互促进，化瘀血，软腺体，使瘀血得以散，癥疾得除。近年来临床上多用于治疗前列腺炎、前列腺肥大症等属血瘀者。

【传承心得体会】

精液不液化以"脾失健运，痰瘀互结"为基本病机，且多夹肾虚、湿热等兼证，病机特点为虚实错杂，临床上常运用"益气健脾，化痰活血"的基本思路治疗本病。精液不液化的患者，往往同时伴有精子活力、成活率偏低，数量不足甚至存在形态学的异常。故以熟地黄、山药、枸杞子、菟丝子为滋阴填精的基础药对，力求阴阳并补，从阴求阳，从而改善精子的活力和数量。鸡内金，健胃消食，涩精止遗。生麦芽，健脾和胃，疏肝行气。太子参，健脾益气，补中兼清，伍以车前子，用治脾虚不化、痰湿内蕴之精液不液化最为适宜。黄芪补气升阳，利水消肿，为补脾益气之良药。浙贝母宣肺清热，化痰止咳，开郁散结。生牡蛎功能软坚散结，重镇安神，补阴潜阳，擅治痰核、瘰疬、瘿瘤及癥瘕痞块，如属痰火郁结之证，常与浙贝母配伍消火散结。丹参通行血脉，临床用治多种血瘀病证。水蛭破血逐瘀，以疗癥瘕积聚之重症。王不留行通利血脉，性走而不守，又有利尿通淋之功，入下焦血分、水分，对治疗瘀阻下焦之证尤为适宜。皂角刺搜风拔毒，排脓消肿，善于疏通诸窍，对于位置较深之精室尤为适用。全方共奏补气健脾化痰、活血化瘀消积之功。

医案 2

祁某，男，32 岁。

初诊：2021 年 2 月 22 日。

主诉：结婚 3 年，备孕 1 年半未育。

现病史：患者 3 年前结婚，1 年半前开始备孕，至今爱人未孕，曾于外院治疗半年，效果不明显，特请李曰庆教授诊治。患者性生活规律，每周1~2次，排卵期隔天一次，爱人未怀孕，女方于妇科检查未见明显异常。性欲可，晨勃减少，常加班熬夜后射精无力感，疲劳乏力，腰酸，偶有腰痛，手足凉，大便偏稀，偶有不成形，舌质淡红，苔白微厚，脉沉。

专科检查：阴毛呈男性分布，外生殖器发育正常，双侧睾丸大小、质地未见明显异常，未触及精索静脉曲张。

外院检查：男性激素五项正常，精液常规示精液量 2.5mL，不完全液化，前向运动精子 19.6%，精子活率 28.3%，浓度 $13.7 \times 10^6/mL$，白细胞为 3～5 个/每高倍镜视野中（HP）。

西医诊断：男性不育症，精液不液化，少精子症，弱精子症。

中医诊断：男性不育症（肾气不足，湿热瘀滞证）。

治法：补肾益气，清利湿热。

方药：生地黄 15g，熟地黄 15g，山萸肉 12g，菟丝子 15g，枸杞子 15g，五味子 12g，车前子 12g，覆盆子 15g，生黄芪 30g，鹿角胶 10g（烊化），丹参 15g，蒲公英 15g，巴戟天 15g，松花粉 3g，炒杜仲 15g，怀牛膝 12g，茯苓 15g。14 剂，水煎服，每日 1 剂，早晚分两次服用。

注意事项：

1. 忌烟酒、辛辣刺激性食物。

2. 避免久坐，避免开车、坐车时间太久，要多运动、多锻炼身体。

3. 适当休息，避免过于疲劳，规律性生活。

二诊：患者服药后精力体力增加，疲劳乏力、手脚凉改善，晨勃增加，大便偏黏，不成形。舌质淡红，苔白，厚脉沉。

方药：生地黄 15g，熟地黄 15g，山萸肉 12g，菟丝子 15g，枸杞子 15g，五味子 12g，车前子 12g，覆盆子 15g，生黄芪 30g，鹿角胶 10g（烊化），丹参 15g，蒲公英 15g，巴戟天 15g，炒苍术 12g，怀牛膝 12g，黄柏 10g，茯苓 15g，萆薢 12g。14 剂，水煎服，每日 1 剂，早晚分两次服用。

三诊：患者服药后疲劳乏力改善，手足渐温，大便渐成形。舌质淡红，苔白，脉细。复查精液：精液量 3.6mL，完全液化，前向运动精子 28.6%，精子活率 40.1%，浓度 $24 \times 10^6/mL$，白细胞 0～1 个/HP。

方药：生地黄 15g，熟地黄 15g，山萸肉 12g，菟丝子 15g，枸杞子 15g，五味子 12g，车前子 12g，覆盆子 15g，生黄芪 30g，鹿角胶 10g（烊化），丹参 15g，蒲公英 15g，巴戟天 15g，怀牛膝 12g，太子参 10g。14 剂，水煎服，每日 1 剂，早晚分两次服用。

【师徒评案】

学生：老师，我看您治疗精液不液化常加入化湿热、化痰瘀的药物，说明精液不液化多见于湿热和痰瘀证型，那有没有纯粹的虚证引起的精液不液化呢？

老师：精液不液化的中医辨证治疗，必须分清楚病位以及寒热虚实，虽然在临床上见到湿热、痰湿、瘀血阻滞的证型比较多，但临床也能见到纯粹的虚证所导致的精液不液化的情况。如肾阴亏虚，阴虚火旺，精液受灼而黏稠，难以液化；肾阳不足，精室虚寒，阳气不足以化气、行水，阳虚后水液不能气化，而导致精液不液化，因此精液不液化也可以见到单纯的肾阴虚或者肾阳虚。现代患者病情复杂，证型并不都是单一证型，病程也较长，这样就容易虚实夹杂，因此你临床上看到虚实夹杂的情况，以为精液不液化仅仅是痰湿、瘀血所致，其实也有单纯的虚证。

学生：老师，精液不液化在临床上较为常见的病因病机是痰湿和瘀血，那么能详细讲一下精液不液化的治痰之法吗？

老师：痰湿在精液不液化的辨证治疗中非常多见，治痰有多种方法，要从痰湿的病机入手。"脾为生痰之源"，脾是生痰的源头所在，因此健脾这一大法始终贯穿于治痰湿的过程中，正如张景岳所云："善治痰者，唯能使之不生，方是补天高手。"因此在治疗的过程中，始终要顾护脾胃，如有痰湿化热的情况，用清热药也需注意，不能过于寒凉而伤脾胃，致使痰湿复生。故用药多选择炒白术、生麦芽、鸡内金、茯苓等，既能化痰湿，又可以起到健脾的作用，杜绝痰湿的产生。其次，张仲景在《金匮要略》中说："病痰饮者，当以温药和之。"痰饮为阴邪，得温则化，因此当使用温药以温化痰饮，同时阴邪也最容易伤阳气，温药可以温阳益气，温运正常，则气化正常，痰饮水湿自然而除。温药既可振奋阳气化痰，又可杜绝痰饮滋生之源，临床常用桂枝、茯苓、半夏、苍术、白术等，温化寒痰，改善精液液化，同时要注意痰饮郁久化热，可佐以清热化痰之品。再次，化痰需要养阴生津。男科疾病治疗过程中需要平衡阴阳，微调阴阳，在化痰时使用养阴之品，可以起到调整阴阳的作用，因为阴阳互根互用，一方受到损伤后，必然会影响到另外一方，所以治疗要遵循"阴中求阳，阳中求阴"的原则。临床研究发现，滋补肾阴可以减轻睾丸生精上皮的免疫损伤，可以配合张景岳金水六君煎加减，用药多选当归、熟地黄、陈皮、半夏、茯苓等，可以达到补肾生津，滋阴化痰，痰去而精液自化的效果。最后，化痰也需疏肝理气。疏肝理气药可以顺气，气顺则水液运行通畅，避免痰湿的产生，而痰湿也最容易阻滞气机，使气机不畅，因此痰凝和气郁互为因果，相互影响，正如庞安常云："人之气道贵乎顺，顺则津液流通，决无痰饮之患。"因此在化痰的同时，选用疏肝理气之品，如青皮、陈皮、香附、郁金、柴胡、枳壳等。总之，在治疗男性不育症时，特别是治疗精液不液化时，要注重化痰药的应用，在不同的阶段，适当应用健脾化痰、温阳化气、养阴化痰、疏肝理气之法，方能提高临床疗效。

【传承心得体会】

本例患者属精液不液化伴少精子症和弱精子症，该病的临床发病率很高。而精液不液化，最常见的原因是慢性前列腺炎所致，伴随白细胞升高或正常。前列腺发生炎症，会导致前列腺分泌的蛋白水解酶、纤溶蛋白酶减少，从而出现精液不液化。这主要跟生活方式相关，现代年轻人工作常常久坐，尤其是司机、信息技术行业等，以及常饮冰镇饮料、嗜食辛辣刺激食物、吸烟饮酒等因素，会导致慢性前列腺炎的发生，同时这些因素对精子质量也会造成影响。其次，微量元素的缺乏和精索静脉曲张也会导致精液不液化，精液液化需要微量元素的参与，跟液化相关的微量元素有锌、镁等，如果患者存在挑食、饮食营养不均衡等，则需要补充微量元素。精索静脉曲张也会影响到精子的质量，精索静脉曲张引起男性内分泌功能失调，睾酮水平下降，附属性腺分泌功能降低，从而导致精液不液化，而且还会对精子的产生造成影响，使精子的活力下降。

精液不液化的中医辨证治疗，应当分清楚寒热虚实，病久多虚实夹杂，并且辨清病变部位、脏腑、经络等，治疗当扶正祛邪，攻补兼施。虚证包括肾阴亏虚、肾阳不足、脾肾气虚等分型。患者阴虚火旺，精液受灼而黏稠，难以液化，多因素体阴虚，或五志过极化火，房事过度、肾精消耗过甚，或过服温燥助阳之品而致肾阴虚火旺。肾阳不足，水液难以气化，阳气不足而气化功能下降，精液不液化，多因先天肾阳不足，或久病及肾，耗损肾阳而气化失司，或久居湿地，居住环境潮湿，寒湿之邪内侵而损伤阳气，或脾虚水湿不化所致。实证包括湿热下注、痰瘀阻滞证型。湿热之邪，熏蒸精室，湿邪黏滞而最易阻滞气机，使气化失常而致精液不液化，多因过食辛辣刺激、肥甘厚味，吸烟酗酒等，而湿热内生，或因外感湿热之邪所致。痰瘀阻滞，素有痰湿，或久病入络，痰湿、瘀血阻滞精室，气机阻滞而精液不液化。因此要分清楚寒热虚实，辨清疾病部位，这样才能用药精准，提高临床水平和治疗效果。

本例患者疲劳乏力，腰酸，偶有腰痛，手足凉，大便偏稀，偶有不成形，常加班熬夜后射精无力感，舌质淡红，苔白微厚，脉沉。辨证属于肾气不足、湿热瘀滞，治疗以补肾益气、清利湿热为主。方中熟地黄、山萸肉补肾精，黄芪、鹿角胶、巴戟天补阳益气，车前子、茯苓祛湿，配以蒲公英清热利湿，丹参活血，牛膝、杜仲补肝肾、强腰膝。

治疗后精力体力增加，精液完全液化，精子活力提升。半年后随访，爱人已孕。

第二章　前列腺及精囊疾病

第一节　前列腺炎

医案1

患者，男，28岁，从事信息技术行业。

主诉：会阴部坠胀疼痛1年余。

现病史：1年余前因长期加班熬夜后出现会阴部坠胀疼痛不适，呈持续性，疼痛可忍受，无明显尿频、尿急等排尿异常。患者从事信息技术行业，平时久坐，每天约坐10个小时，曾在当地医院就诊，检查前列腺液常规、尿常规、前列腺超声等，未见明显异常，诊断为"慢性前列腺炎"，予口服抗生素、清热通淋等中药治疗，效果不佳。近1个月，患者会阴部坠胀疼痛较前加重，且心理压力较大，睡眠质量差，前来诊治。

刻下症：会阴部持续坠胀疼痛不适，久坐后明显，无尿频、尿急，未婚，无性生活，精神压力大，平素情绪易紧张，睡眠不佳，入睡困难，饮食可，大便基本正常。舌质淡红，苔薄黄，脉弦。

西医诊断：慢性非细菌性前列腺炎。

中医诊断：精浊（气滞血瘀，肝气郁结证）。

治法：疏肝理气，活血止痛，安神定志。

方药：柴胡10g，白芍15g，香附10g，川芎15g，生地黄12g，知母12g，黄柏12g，白芷10g，乳香6g，没药6g，酸枣仁15g，白蒺藜10g，延胡索12g，川牛膝12g，茯神20g，远志10g，石菖蒲10g，炙甘草6g。14剂免煎颗粒，每日 1 剂，早晚各 1 袋，热水冲服。

二诊：2 周后患者复诊。

刻下症：会阴部坠胀疼痛较前减轻，睡眠好转，精神压力减轻，情绪好转。予前方去黄柏，加当归 10g，郁金 15g。14 剂免煎颗粒，每日 1 剂，早晚各 1 袋，热水冲服。

三诊：4 周后复诊。

刻下症：会阴部坠胀疼痛基本消失，睡眠正常，已无明显心理负担，予前方继续服用 2 周。3 个月后随诊，患者无明显不适，心态良好，坚持慢跑运动。

【师徒评案】

学生：如何理解慢性前列腺炎湿热、血瘀、肾虚的六字病机？

老师：慢性前列腺炎属于中医精浊范畴，病因多为外感毒邪湿热，蕴结于下焦，或饮食不节，滋生湿热，湿热下注，均可下焦膀胱气化不利，扰动精室，精与浊相混，而成精浊之证，湿热为其发作的主要诱因。湿热日久，缠绵难愈，久则伤阴耗气，伤及脾肾，或肾虚及脾，湿热内生，肾气虚则湿愈难化，且精易下泄，由实转虚，虚实互结而发本病，肾虚为其发病基础。湿热不得清利，相火不得疏泄，湿热之邪入于营血，血与邪互结，血为之瘀结，乃致精道气血瘀滞，瘀滞是其发展趋势。故湿热瘀结是本病主要病因，气滞血瘀贯穿本病始终，久治不愈则气虚血瘀。湿热、瘀血、肾虚是前列腺炎三大主因，湿热内蕴、瘀血内阻及肾虚的病理变化往往互为因果，使前列腺炎病情缠绵难愈。所以，慢性前列腺炎的中医病机是肾虚为本，湿热为标，瘀滞为变。湿热为患为共识，瘀血内阻为趋势，湿热瘀结为特征，肾虚为内在基础。

学生：为何本案患者从湿热论治效果不理想，而从血瘀论治效果明显？

老师：随着生活工作方式的转变，气滞血瘀病机在本病中的地位逐步凸显，且气滞血瘀贯穿疾病的始终。感受热邪，热伤阴液，血热互结，即可成瘀；或受湿邪，阻遏气机，气滞血停而成瘀；情志内伤，饮食起居失宜皆可致瘀。在慢性前列腺炎的病理发展过程中，间接的血瘀更为常见，即多种病机可向血瘀转化，主要有气滞血瘀、气虚血瘀、血热成瘀等。气滞推动血行无力，血行迟缓而成瘀；或气虚统摄无力，血液离经，不得消散，也可成瘀；热灼阴液，致血液黏滞不行，或热邪灼伤脉络，血溢脉外，不能消散，积而成瘀。而中医学中还有"久病从瘀"的说法，叶天士也指出："初病在气，久病在血。"慢性前列腺炎久治不愈，黏滞缠绵，必定会由浅入深发展，气血同病，日久影响血液循行，必致血瘀。该患者因工作性质，长期久坐，临床表现为会阴部坠胀疼痛不适，符合气滞血瘀特点，因病程日久，导致心理压力过大，肝气郁结，故临床以疏肝行气、活血止痛为治法，治疗效果满意。

【传承心得体会】

本例患者以会阴部坠胀疼痛为主要临床表现，长期久坐，随着病程日久，精神压力增大，情绪容易焦虑紧张。但患者在来就诊前，曾被辨证为湿热，中药治疗以清利湿热为主，效果不佳，且患者情绪心理问题日益突出。该患者在就诊时，情绪紧张焦虑，睡眠差，舌质淡红，苔薄黄，脉弦，辨证应属于气滞血瘀、肝气郁结证，治疗以疏肝理气、活血止痛、安神定志。方中柴胡、白芍、香附、酸枣仁、白蒺藜、茯神、远志、石菖蒲疏肝理气、安神定志；川芎、白芷、乳香、没药、延胡索活血行气止痛；知母、黄柏清下焦湿热；生地黄、川牛膝补肾清虚热。治疗2周后会阴部坠胀疼痛明显减轻，坚持治疗6周后，症状消失，病情痊愈。

医案2

患者，男，31岁，从事销售工作。

主诉：尿频6年。

现病史：6年前无明显诱因出现尿频，排尿通畅，无尿痛、尿急，夜尿2次，会阴、小腹隐痛不适，未予系统诊治，近1个月尿频较前加重，夜尿3~4次，睡眠差，平素工作压力大，情绪易急躁，精力不足，易疲乏，饮食不规律，大便可，来诊。

刻下症：尿频，夜尿3~4次，轻度尿等待，无明显尿不尽，会阴、小腹阵发性隐痛不适，可忍受，情绪急躁，平时自觉精力不足，易疲乏，工作压力大，睡眠不佳，入睡困难，饮食可，大便基本正常。舌质淡红，苔黄，脉弦细。检查尿常规，未见明显异常。

西医诊断：慢性非细菌性前列腺炎。

中医诊断：精浊（脾肾气虚，心肾不交证）。

治法：固肾益气缩尿，疏肝行气安神。

方药：炙黄芪20g，升麻10g，白芍15g，炙甘草6g，肉桂6g，乌药12g，益智仁12g，煅龙骨30g，煅牡蛎30g，小茴香6g，萆薢20g，黄柏10g，怀牛膝12g，酸枣仁15g，白术20g，茯苓15g，川芎10g，柴胡10g，郁金15g。14剂免煎颗粒，每日1剂，早晚各1袋，热水冲服。

二诊：2周后患者复诊。

刻下症：会阴、小腹隐痛消失，尿频改善不明显，夜尿3~4次，情绪仍较急躁，睡眠差，予前方加柏子仁20g，合欢花10g。14剂免煎颗粒，每日1剂，早晚各1袋，热水冲服。

三诊：4周后复诊。

刻下症：尿频减轻，夜尿1~2次，睡眠较前好转，予前方去小茴香，继续服用4周。后随诊，患者尿频基本消失，夜尿1次左右，睡眠正常，情绪平稳。

【师徒评案】

学生：老师，出现尿频症状，我们该如何正确把握病机？

老师：中医认为肾主水，膀胱贮存和排泄尿液，肺主行水，脾主运化水液，肝主疏泄促进水液代谢，故它们均参与了小便的代谢与排泄过程，任一脏腑功能失常，都可能导致小便频数。《古今医统大全》曰："三焦气虚皆足以致遗溺，肺从上焦，通调水道，下输膀胱，肾上连肺，故两脏更是子母脏也。母虚子亦虚，肺属金，肾与膀胱属水，所以金乃水之源，膀胱乃渗泄之腑，肾者主之，此则三焦不足可知矣。"《灵枢·九针论》曰：膀胱不约为遗溺。仲景云：下焦不归则遗溲。盖下焦在膀胱上口，主分别清浊。下焦不归，其部不能约制溲便，故遗溺。因此，小便频数与肾、膀胱、肺、脾、肝密切相关，但病位在肾与膀胱。先天不足、素体阳虚或久病伤阳，致肾阳亏虚，肾气不固，封藏失职，不能制约；过食生冷，劳累过度，寒邪伤阳，致肺脾气虚不能制下，固摄无力，膀胱气化失司，不能约束；嗜食辛辣、肥甘厚味或饮酒，湿热下注，蕴结下焦，影响膀胱气化功能，以致膀胱约束不利。

【传承心得体会】

尿频是青年男性慢性前列腺炎最常见的临床表现，跟随李教授学习，发现临床辨治尿频，需要分两步走，即先辨病，再辨证，辨病辨证相结合，方可效佳病除。既往辨治尿频，往往重视湿热病机，一味地清利湿热，却往往效果不佳。李教授指出，湿热下注或者膀胱湿热所致尿频，一般还伴有淋沥涩痛之表现，而单纯以尿频为主要表现，尤其以夜尿频为主者，需要重点关注脾肾气虚的问题，肾主水，肾气不足，脾主运化，脾肾气虚，则水液代谢失司，而致尿频。另外，情绪心理对尿频影响亦较大，要关注患者情绪心理状态，关注患者睡眠情况，如睡眠不佳，心理压力大，亦会导致明显尿频。

本例患者，以夜尿频为主要表现，无明显尿急、尿痛表现，患者为青年男性，尿常规未见异常，基本明确为慢性前列腺炎所致。以夜尿频为主，平时伴有明显的精力不足、易疲乏表现，考虑脾肾气虚。且患者平素工作压力大，情绪急躁，睡眠不佳，入睡困难，考虑存在肝气郁结的表现。结合舌质淡红，苔黄，脉弦细，辨证应属脾肾气虚、心肾不交证，治以固肾益气缩尿、疏肝行气安神。方中黄芪、升麻、白术、茯苓健脾益气；肉桂、乌药、益智仁温肾气，固肾缩尿；怀牛膝补肾滋阴；煅龙骨、煅牡蛎，固精收涩，兼以安神定志；柴胡、郁金、酸枣仁疏肝行气安神；萆薢、黄柏清利湿热；川芎活血行气。患者用药两周，会阴小腹不适消失，尿频改善不明显，加柏子仁、合欢花疏肝安神，尿频明显好转。

医案3

患者，男，44岁，公司职员。

主诉：睾丸胀痛10余年。

现病史：10余年前无明显诱因出现睾丸胀痛不适，可忍受，呈持续性，小腹、会阴时有胀痛不适，伴尿频，白天明显，夜尿1~2次，无尿急、尿痛，10 余年来症状反反复复，曾于多家医院就诊，阴囊超声、尿常规、前列腺超声等检查未见明显异常，诊断为"慢性前列腺炎"，予多种药物治疗效果不佳。近年来，自觉睾丸胀痛症状加重，呈持续性，严重影响生活质量，无法安心工作，精神紧张，睡眠差，近 1 年勃起功能逐步下降，来诊。

刻下症：睾丸持续胀痛不适，小腹、会阴时有坠胀疼痛，阴囊潮湿，白天尿频，夜尿 1～2 次，无尿急、尿痛，精神易焦虑紧张，无法安心工作，睡眠差，入睡困难，早醒，勃起功能下降，可勃起插入，时有勃起中途疲软，饮食一般，大便不规律。舌质暗红，苔黄腻，脉弦滑。

西医诊断：慢性前列腺炎/慢性盆腔疼痛综合征。

中医诊断：精浊（湿热瘀阻，肝郁气滞证）。

治法：化瘀通络、清热利湿、疏肝行气。

方药：柴胡 10g，白芍 15g，香附 10g，川芎 15g，延胡索 10g，萆薢 15g，黄柏 12g，白芷 10g，乳香 6g，没药 6g，酸枣仁 15g，白蒺藜 10g，郁金 15g，牡蛎 30g，茯神 20g，当归 10g，蜈蚣 3g，荔枝核 15g。14 剂免煎颗粒，每日 1 剂，早晚各 1 袋，热水冲服。

西药：盐酸舍曲林片，每次 50mg，睡前口服。

二诊：2 周后患者复诊。

刻下症：小腹、会阴坠胀疼痛消失，睾丸胀痛较前略减轻，精神状态较前无改善，睡眠一般，夜尿 1 次。予前方加三七 3g，合欢花 10g。14 剂免煎颗粒，每日 1 剂，早晚各 1 袋，热水冲服。继续服用盐酸舍曲林片，睡前 50mg。

三诊：4 周后复诊。

刻下症：睾丸胀痛缓解明显，夜尿 0～1 次，精神状态好转，焦虑紧张减轻，治疗信心明显增加，勃起亦较前有好转，睡眠较前好转。予前方去黄柏、白芷，服用 1 个月。盐酸舍曲林片，睡前 50mg。

2 个月后复诊，患者无明显不适，精神状态良好，特前来感谢。

【师徒评案】

学生：慢性前列腺炎的患者为什么心理问题非常突出？

老师：慢性前列腺炎患者由于疼痛和尿频的长期存在与反复发作，往往伴有焦虑、抑郁等精神障碍，导致生活质量严重下降。从中医病机来看，反复长期的疼痛、尿频等影响，必致情志失调，肝之疏泄失司，肝气升降失调，肝气郁结而致气血运行不畅，肝郁气滞，郁久则可化热，而致肝郁化火。所以，对于慢性前列腺炎病程日久者，需要关注肝郁气滞及肝郁化火的问题。另外，慢性前列腺炎临床以盆腔区域疼痛为主要表现，如疼痛长期不缓解，则可致久痛入络。络脉之窄，如网如曲，纵横交错，血流之末，流速之缓，缓而易塞，容易为病，病而难显。其临床表现为"久、痛、瘀、难、怪"。所以，对病程日久者，在活血化瘀的同时，需要想到络病之影响，要兼以通络治疗，效果才会比较理想。该患者以睾丸胀痛为主要表现，病史长达10余年，由于长期的慢性疼痛已明显影响到患者的情志心理状态，导致患者过于紧张焦虑，表现出肝郁气滞的特点，而且由于疼痛日久，已影响络脉，故在辨证论治，活血化瘀治疗的同时，需要加大化瘀通络之功效，兼顾疏肝解郁之法，但是由于患者情志问题突出，单用中药恐力度不及，予加用西药抗抑郁、焦虑药物辅助，临床效果满意。

学生：慢性前列腺炎属于身心疾病吗？

老师：身心疾病又称生理心理障碍，是与心理社会因素高度相关的、出现躯体症状、生理功能紊乱以及器质性损害的疾病，在疾病发生、发展、转归和防治过程中，心理、社会因素起重要作用。身心疾病与其他单纯生理疾患的最大区别在于身心疾病的发展全过程中，社会、心理、生理因素相互影响作用贯穿始终。慢性前列腺炎患者由于躯体症状长期反复存在，进而影响其心理状态，进一步发展为精神心理症状。而且越来越多的慢性前列腺炎患者临床表现躯体症状与心理症状并存，且相互影响，尤其是心理症状贯穿始终，严重影响患者的身心健康，应属身心疾病的范畴。

学生：伴有明显心理问题的慢性前列腺炎应如何辨治？

老师：清代吴师机《理瀹骈文》说："情欲之感，非药能愈，七情之病，当以情治。"因此采用药物治疗配合心理疗法才能有效解除患者心理症状。对于中医辨证治疗，我们在以辨证论治为核心的同时，要重视兼顾患者情绪心理问题，有明显肝郁气滞或者肝郁化火表现者，要加用疏肝解郁、平肝降火等药物。但是，对于慢性前列腺炎患者表现为焦虑、抑郁者，中药力度不足，则应考虑抗抑郁、抗焦虑药物。我们临床上常用的为选择性5-羟色胺再摄取抑制剂（SSRI）类抗抑郁药物。其基本药理是通过抑制神经突触细胞对神经递质5-羟色胺的再摄取以增加细胞外可以和突触后受体结合的5-羟色胺水平，从而发挥抗抑郁和抗焦虑的作用，用于治疗各种抑郁症。常用的SSRI有氟西汀、帕罗西汀、舍曲林、氟伏沙明及西酞普兰。经大量研究证实，抗抑郁药不但可以有效缓解慢性前列腺炎患者的心理症状如焦虑、抑郁等，改善情绪问题，还能降低盆腔神经肌肉组织的张力和兴奋性，解除功能性尿道梗阻，缓解排尿困难的症状，以及通过缓解后尿道神经—肌肉功能的紊乱，降低患者疼痛敏感性，进而缓解疼痛症状。因此消除精神紧张有利于症状缓解，抗焦虑及抗抑郁药治疗前列腺炎的病理生理基础即在于此，因此，有心理精神障碍的前列腺炎患者，应尽早使用抗抑郁药。使用抗抑郁药注意事项：①抗抑郁药起效慢，通常要2~3周后才能起效；②主要不良反应为头晕、胃肠道不适等，由于抗抑郁药起效慢，因此不良反应要早于治疗作用出现，但7~10天后会自行消失，需要提前向患者说明；③从小剂量开始，根据患者的反应及时调整药物剂量；④一旦选择抗抑郁药，一般建议至少坚持使用3个月以上，根据患者的临床反应再逐步调整剂量或停药。药物治疗可以有效控制患者精神障碍的进展，但是如果患者的心理症结无法解除，其心理症状可以持续存在甚至会进一步加重。因此在药物治疗的同时配合心理疏导意义重大。

学生：辨治慢性前列腺炎为什么要重视中西医结合？

老师：虽然，近年来中西医对慢性前列腺炎的临床研究与实践都取得了新的进展，但是仍然不能解决其所有的问题，因此中西医结合成为治疗慢性前列腺炎的趋势。中西医在治疗慢性前列腺炎方面都有各自的优势与劣势，中西医之间取长补短、中西合璧将会取得更加满意的治疗效果。首先，中西医在治疗前列腺炎的不同症状表现上，各有优劣。所以，一定要明确各自的治疗优势，选择最有效的方法针对相应的临床表现。如现代医学在抗感染、解除排尿梗阻等方面有优势，而中医的优势在于改善躯体症状、缓解疼痛等方面。因此，对于以前列腺骨盆区域疼痛为主，兼以排尿异常、精神障碍等表现的前列腺炎，必须中西医结合治疗。使用现代医学手段治疗排尿异常，采用中医中药缓解疼痛症状及躯体症状。另外，对明显伴有焦虑、抑郁等精神障碍的患者使用现代医学的抗焦虑抑郁药物要明显优于疏肝解郁的中药。其次，中西医结合能够更好地将辨病论治与辨证论治相结合。通过使用现代医学的诊断工具，可以排除疑似相关疾病，明确诊断。在明确诊断的基础上，再明确中医证型，与现代医学的表型组合，从而采取更有优势的治疗方案，对症分型治疗。最后，中西医思维的结合，更有利于突破现有的治疗瓶颈。中医与现代医学是完全不同的两种医学理论体系，二者之间的典型区别不是诊疗手段的差异，而是在不同思维体系指导下进行的医学诊疗。中医学与现代医学对同一疾病问题是采用不同的思维方式，从不同的层面、不同的角度去认识的。所以，中西思维方式的结合，能够打破自身的桎梏，更有利于理论突破。

【传承心得体会】

慢性前列腺炎患者的情绪心理问题在临床中已逐步凸显，多项对前列腺炎患者进行的精神心理学调查显示，30%～80%患者有不同程度的精神障碍，其中20%～50%为严重精神障碍，突出的精神症状为焦虑、抑郁、情绪不稳定、男性特征弱化和性功能障碍，而且病程越长、NIH－CPSI（慢性前列腺炎症状指数）评分越高，情绪障碍程度越重。所以，李教授提出，应将慢性前列腺炎当作身心疾病看待，在治疗躯体症状时，更应去关注患者的心理状态，必要时积极药物干预。另一方面，我们已经认识到血瘀在慢性前列腺炎病机中的重要地位，但是如果患者病程日久，血瘀病机则可进一步影响络脉，久病入络、久痛入络。如活血化瘀效果不太理想，则需要关注络病问题，加用化瘀通络之药，方可药到病除。

本例患者以睾丸胀痛为主要临床表现，睾丸持续胀痛不适，小腹、会阴时有坠胀疼痛，阴囊潮湿，白天尿频，夜尿1～2次，无尿急、尿痛，精神易焦虑紧张，无法安心工作，睡眠差，入睡困难，早醒，勃起功能下降，可勃起插入，时有勃起中途疲软，饮食一般，大便不规律。舌质暗红，苔黄腻，脉弦滑。可以看出，长期的慢性疼痛，已明显影响患者心理状态，造成精神过度紧张焦虑，睡眠差，故辨证应属于湿热瘀阻、肝郁气滞证。治疗以化瘀通络、清热利湿、疏肝行气。方中柴胡、白芍、香附、白蒺藜、茯神、郁金疏肝理气、安神定志；川芎、白芷、乳香、没药、延胡索、当归、荔枝核活血化瘀、行气止痛；蜈蚣化瘀通络；萆薢、黄柏清下焦湿热；牡蛎重镇安神，潜阳补阴。治疗2周后小腹、会阴坠胀疼痛消失，睾丸疼痛轻度缓解，考虑化瘀通络功效不足，予加三七化瘀通络，合欢花疏肝解郁行气，4周后睾丸胀痛明显缓解，予微调药方，再坚持治疗4周，疗效显著。

第二节　前列腺增生

医案1

患者，男，71岁。

主诉：尿频尿急10余年。

现病史：10年前出现尿频，尿急，尿等待，滴沥不尽。当地医院诊断为前列腺增生，予盐酸坦索罗辛、非那雄胺、中成药等治疗。患者未规律用药，后病情逐渐加重，夜尿达到5～6次。不欲手术，2020年10月就诊，前列腺触诊饱满，质韧，未触及结节，中央沟变浅，肛门括约肌肌力正常。

超声显示：前列腺5.4cm×5.3cm×4.0cm，前列腺特异性抗原3.9ng/mL，最大尿流率7.3mL/s。

刻下症：小便频数，尿无力，尿线细，余沥不尽，伴小腹、会阴坠胀、隐痛，腰膝酸软，神疲乏力，畏寒肢冷，眠差易醒。舌质暗，苔薄白，脉细涩。

西医诊断：良性前列腺增生。

中医诊断：癃闭（肾虚血瘀证）。

治法：益气补肾，祛瘀利窍。

方药：炙黄芪30g，肉桂9g，水蛭6g，乌药15g，益智仁15g，煅龙骨30g，煅牡蛎30g，小茴香6g，黄柏12g，菟丝子20g，怀牛膝12g，乌灵菌粉5g，贯叶金丝桃15g。

注意事项：

1. 防止受凉，避免过劳及久坐。

2. 不要憋尿，注意保持大便通畅。

3. 调摄情志，适当锻炼。可每日进行提肛训练，锻炼盆底肌。

2020年11月复诊，尿频、尿无力较前好转，夜尿3～4次，乏力、怕冷、小腹坠胀等症状明显减轻，睡眠及情绪较前好转。予前方加夏枯草15g，益母草12g，柏子仁20g。注意事项同前。

随访至2021年2月，患者夜尿稳定在2次，睡眠及情绪明显好转。

【师徒评案】

学生：老师，为什么说前列腺增生的基本病机是肾虚血瘀？

老师：前列腺在中医学中未见相应的解剖名，自然没有前列腺增生的病名。前列腺增生的病理改变为前列腺体积增大，临床表现主要为排尿困难甚至尿潴留。从症状学来看，可以把前列腺增生归属于"癃闭"范畴；从触诊上应当归属于"癥瘕""积聚"的范畴。前列腺增生发病率随着年龄增长而增加，结合中医理论，如《黄帝内经》的"肾虚衰老"学说，张景岳的"肾虚气化不利"学说，唐容川的"血瘀水道不利"学说，王清任的"血瘀致癥"学说等，前列腺增生的基本病机为"肾虚瘀阻"。本例患者年老肾虚，膀胱气化功能下降，再加瘀血、败精、痰湿等病理产物瘀滞下焦而成癃闭。年老肾虚为发病之本，瘀血水阻为发病之标，脏腑兼夹致病是其诱发或并发因素。治疗应以扶元补虚治其本，化瘀通窍治其标。治本应以补肾为主，使肾之阴阳平衡，开合有度；治标应根据"腑以通为用"的原则，着重于"通法"的运用，宜散瘀结、清湿热、利气机以通水道。当然，诊疗中务必审因论治，四诊合参、辨证论治等中医思想必须贯穿于治疗全过程，不可拘泥一法。

学生：前列腺增生如何做到标本兼治？

老师：人是一个有机的整体，而整体衰退、脏腑功能失调、气血运行不畅、阴阳失衡才是疾病发生的根本，即《黄帝内经》所谓的"正气存内，邪不可干""阴平阳秘，精神乃治"，所以前列腺增生只是人体整体衰退的一个局部表现，如果只是单纯治疗前列腺增生，以改善患者排尿症状为主，则有失偏颇，也只能在头痛医头、脚痛医脚的怪圈中循环。患者使用的药物越来越多，而症状反而越来越重。因此在治疗上提倡整体治疗为本，改善局部症状为标的诊疗原则。《素问·至真要大论》曰："必先五脏，疏其气血，令其条达，以致和平。"整体治疗采用补肾益气、活血化瘀、祛痰通络为法，肾阴虚选用知母、黄柏，滋阴清热，壮水之主；肾阳不足、命门火衰者，选用附子、肉桂，温肾助阳，益火之源；气虚者，首选黄芪，助气运行；血瘀者选用穿山甲，行血散结；痰浊明显者，选用陈皮、浙贝母，化痰散结，调畅气机。而对于前列腺增生的局部症状，如偏向于尿频、夜尿增多，甚或遗尿的患者，则会加益智仁、乌药、煅龙骨、煅牡蛎、锁阳、覆盆子等，温肾固涩止遗；对于尿无力、尿不畅、尿等待明显的患者，则会加用王不留行、滑石、车前子等利尿通淋的药物。整体与局部结合，标本兼治，才能共奏益气补肾、活血祛痰、通淋止遗之功。

【传承心得体会】

良性前列腺增生（benign prostatic hyperplasia，BPH）主要表现为组织学上的前列腺间质和腺上皮成分的增生、解剖学上的前列腺体积增大、尿动力学上的膀胱出口梗阻和以下尿路症状为主的临床症状。这三者的临床表现既可单独存在也可交叉重叠。李曰庆教授提出良性前列腺增生的基本病机为"肾虚瘀阻"，临床常使用补肾通窍汤加减治疗前列腺增生。该方主要由黄芪、水蛭、菟丝子、肉桂、乌药、益智仁、怀牛膝组成。方中以黄芪、水蛭为君药。黄芪味甘性微温，一可补中气、肺气，从而可改善气虚所致之血瘀；二可补肾，《神农本草经》言黄芪可"补虚"，《本草纲目》则直言可"主虚喘，肾衰耳聋"，又如《珍珠囊》言其可"益元气"，《汤液本草》《本草逢原》言其可"补肾脏元气"。可见，黄芪对肺、脾、肾三脏均有调节作用，而人体水液代谢与肺、脾、肾三脏密切相关，因此，黄芪在改善 BPH 患者排尿症状中起到重要作用。瘀血内结在前列腺增生的发病中占据着重要的地位，加之此为慢性病，病久入络，败精痰瘀凝结下焦，造成窍道阻塞，因此一般活血化瘀药很难奏效，必用虫类活血药，取其性行散，善于走窜而直达病所。水蛭为通经消癥、破血祛瘀之要药，有软坚散结之功，其破瘀之功强而不伤血，散结之力胜而不耗气，是消癥通淋之良药。《神农本草经》记载："水蛭主逐恶血，瘀血，月闭，破血瘕积聚，无子，利水道。"其破血逐瘀之效显著，擅长通瘀而利小便。《医学衷中参西录》云："凡破血之药，多伤气分，惟水蛭味咸专入血分，于气分丝毫无损。且服后腹不觉疼，并不觉开破，而瘀血默消于无形，真良药也。"以菟丝子、肉桂为臣药，菟丝子功可补肾缩尿，《名医别录》云其"主溺有余沥"；肉桂辛热，直入下焦，其辛可通水道，其热可温下元，助膀胱气化以利小便。以乌药、益智仁为佐药，《妇人良方》中缩泉丸即由此二味组成，并用山药成糊和成丸剂，其功可温肾祛寒以缩尿止遗。以牛膝为使药，牛膝既可活血祛瘀，又可补肾通淋，还可引诸药下行，直达病所。李中梓谓牛膝"性主下行，且能滑窍"。以上诸药相合，共奏益气补肾、祛瘀通窍之功。此患者病程日久，夜尿频多，眠差易醒，睡眠不安又导致尿频，因此使用煅龙骨、煅牡蛎、乌灵菌粉、贯叶金丝桃等安神之品，则眠安而尿频止。

此外，需要注意起居饮食宜忌，采用自我穴位按摩（如气海、关元、足三里、三阴交等穴），锻炼盆底肌等方法提高疗效。

医案2

患者，男，54 岁。

主诉：尿频尿急 3 年，伴勃起不坚 1 年。

现病史：3 年前出现尿频尿急，排尿滴沥不尽，夜尿 2~3 次。伴性欲下降，晨勃减少，性生活时勃起慢，插入困难。已婚育，夫妻感情尚可。

超声：前列腺增大，4.3cm×3.4cm×4.2cm；睾酮 2.3ng/mL，前列腺特异性抗原 1.9ng/mL。

既往史：糖尿病病史3年。否认冠心病等内科疾病病史。

刻下症：夜尿频多，2~3次，小腹坠胀。纳可，眠差，腰酸乏力，舌质暗，苔黄，脉沉。

肛门指诊：前列腺中度大小，表面光滑，无结节，中央沟变浅，肛门括约肌收缩正常。

西医诊断：良性前列腺增生；男性勃起功能障碍。

中医诊断：癃闭；阳痿。

治法：补肾活血，通阳起痿。

方药：乌药15g，益智仁15g，萆薢15g，炙黄芪30g，肉桂6g，水蛭6g，蜈蚣2条，蜂房10g，肉苁蓉15g，巴戟天15g，菟丝子20g，怀牛膝12g，黄柏10g。

西药：他达拉非，5mg，口服，1次/日。

注意事项：控制糖尿病等基础病；适度运动，控制饮食。

2周后复诊，患者排尿较前好转，夜尿1~2次。晨勃及夜间勃起增加，行房一次，满意。

【传承心得体会】

此例患者前列腺增生多年，尿不尽、尿滴沥，同时伴有性功能障碍，为癃闭合并阳痿的病例，临床并不少见。《素问·上古天真论》记载："丈夫八岁，肾气实，发长齿更；二八，肾气盛，天癸至，精气溢泻，阴阳和，故能有子……八八，天癸竭，精少，肾脏衰，形体皆极。"肾中精气的盛衰变化决定了人体生、长、壮、老、已不同状态，与男性的全生命周期密切相关，对男性生殖及性功能的维持起决定作用。癃闭者多年老体衰，肾中精气不足兼有血瘀；阴茎气血运行不畅，甚或瘀血阻滞于阴茎脉络，阴茎失去血液濡养则难以奋起。正如《张聿青医案·阳痿》言"阳痿皆因经络之中，无形之气、有形之血不能宣畅流布"。肾虚、肝郁、湿热等多种因素均可以影响阴茎气血。李教授认为血瘀是阳痿的终极病机。癃闭合并阳痿的治疗应补肾活血兼以通阳起痿。方中黄芪、水蛭、菟丝子、肉桂、乌药、益智仁、怀牛膝为补肾通窍汤，可益气补肾、祛瘀活血，改善癃闭引起的排尿不畅、滴沥不尽。李教授治疗阳痿常用虫类药物，此类药物通络走窜作用强，多有搜剔血分之邪、化瘀散结之用。正如吴鞠通所言："且以食血之虫，飞者走络中气分，走者走络中血分，可谓无微不入，无坚不破。"用蜈蚣治阳痿，取其通达走窜之性，以理气疏达血脉、安神镇惊、振阳起痿，用时不得去其头足或烘烤，以保气味之全，否则反损药力而难达预期效果。用蜂房治阳痿，取其温运脾阳、调肝通络以起痿之功。

李教授治疗男科疾病时常会加入西药，在疗效上起到西药引动中药的作用，同时在短时间内让患者见到效果，给患者信心，使之首先在心理上战胜自己，使患者认为此病并不难治，减少心理负担。他达拉非为治疗男性勃起障碍的一线用药，最近的研究发现其对于前列腺增生引起的下尿路症状亦有较好的疗效，其疗效不劣于盐酸坦索罗辛。对本例患者使用他达拉非，可迅速改善其排尿症状及勃起功能，使患者恢复信心。

第三节　前列腺癌

患者，男，72岁。

主诉：前列腺癌根治术后1年。

现病史：3年前无明显诱因出现尿频、夜尿多，初始为起夜2~3次，并逐渐出现排尿等待，尿线变细，排尿终末有滴沥，于外院就诊诊为"前列腺增生"，予以前列康等治疗。1年前患者出现无法自行排尿，就诊当地卫生院，考虑前列腺增生，尿潴留，双肾积水，予输液抗感染等治疗无好转，后就诊于我院急诊留置尿管，为求系统诊治在我院病房住院治疗，行经尿道前列腺电切术，术后病理回报：前列腺癌，Gleason分级3~4级，行骨扫描未见明确转移。1个月后行耻骨上前列腺癌根治术，术后定期给予醋酸戈舍瑞林3.6mg皮下注射抗雄激素治疗。

刻下症：患者无发热、无头晕耳鸣，无血尿、脓尿及尿痛，无心悸气短，无咳嗽咳痰，无腹胀腹痛，时有汗出，纳差乏力，眠差易醒，小便可，大便正常。舌红，苔少，脉沉。

西医诊断：前列腺癌。

中医诊断：癥瘕。

治法：益气养血。

方药：黄芪40g，当归12g，陈皮12g，半夏12g，炒白术30g，茯苓30g，龙葵12g，山慈菇9g，知母25g，南沙参30g，川芎20g，红景天25g，炒酸枣仁45g，远志12g，阿胶15g，益智仁20g，炙甘草6g，白花蛇舌草30g。

注意事项：继续西医治疗。定期检测睾酮及前列腺特异性抗原水平。

患者坚持治疗数年，纳差、乏力、眠差等不适症状减轻，生活质量尚可。

【师徒评案】

学生：老师，前列腺癌的中医治疗有何优势？

老师：临床实际中求助于中医药治疗的前列腺癌患者大多数已为中晚期，大多数患者已经过了手术、内分泌治疗及放疗、化疗，此时中医治疗的首要目标不在于杀灭癌灶，而在于如何减轻患者痛苦，提高生活质量。中医药对于提升正气、减轻肿瘤相关并发症、降低放疗和化疗不良反应、提高患者生活质量具有确切疗效。前列腺癌根治术后、内分泌治疗后患者常出现气血亏虚、脾肾两亏，常用补肾健脾益气药物，如黄芪、党参、太子参、熟地黄、白芍、当归、白术、茯苓、山药、大枣、黄精、阿胶等。放疗、化疗后患者多气阴两虚，故治疗时重用益气养阴药物，常用药物有女贞子、旱莲草、黄芪、白术、茯苓、太子参、山药、南沙参、黄精、玉竹、熟地黄、山萸肉、当归等。龙葵、山慈菇、白花蛇舌草、半枝莲、薏苡仁、猪苓等抗癌解毒、活血利湿。针对痰瘀互结，用夏枯草、浙贝母等药。下肢水肿、小便不利者加淡渗利湿药物，如猪苓、生薏苡仁等，肾虚者水液运化失常，故加入此类药物补肾健脾，运化水湿，水湿得化，痰瘀得散。骨痛者使用通行走窜止痛之品，如威灵仙、蜈蚣、全蝎等，此类药物入络通络、走而不守，取"久病入络""搜络止痛""通则不痛"之意。

【传承心得体会】

本例患者为前列腺电切术后发现前列腺癌。本虚标实、虚实夹杂是前列腺癌患者病因病机的总特点，肾精亏虚是前列腺癌的根本病机，邪毒侵袭是必然条件。前列腺癌患者的"本虚"还具有以下特点：①自身正气亏虚；②癌肿耗散正气；③西医学的放化疗治疗耗伤正气。其次，前列腺癌毒邪侵袭人体所导致的"标实"是前列腺癌患者发病的外在条件。外因常通过内因起作用。老年人正气不足，卫外失固，脏腑功能减弱，外感邪毒乘虚内侵机体；或脏腑虚衰，功能受损，气血津液运化失司；或湿热、痰浊内生，局部气滞血瘀，致使癥瘕、积聚形成。李曰庆教授指出对于明确诊断的前列腺癌，以西医学疗法为主导，中医疗法为辅，参与治疗全程。目前中医药抗肿瘤的效果尚缺乏强有力的循证医学证据，但是可以明确的是，中医药对于减轻肿瘤相关并发症、降低放疗和化疗不良反应、提高患者生活质量具有确切疗效。因此，应该重视中医药在前列腺癌治疗全程中的地位和积极作用。中医药主要用于改善前列腺癌术后下尿路症状，放疗和化疗以及内分泌治疗所致不良反应。针对前列腺癌晚期患者，应以辨证论治为核心，以扶正祛邪抑瘤为原则，以改善症状为目的，以提高生活质量为目标。本例患者前列腺癌手术治疗术后气血亏虚，治疗时宜重用补益气血药物，以黄芪、当归、白术、茯苓、阿胶健脾养血；以龙葵、白花蛇舌草、山慈菇清热解毒、利湿活血以抗癌解毒；酸枣仁、远志安神助眠。

第四节　精囊炎

李某，男，30 岁。

初诊：2021 年 5 月 21 日。

主诉：发现精液带血 2 周。

现病史：患者近 1 个月经常外出应酬，大量酗酒，熬夜，睡眠不佳；2 周前同房发现精液呈鲜红色，后同房两次均出现精液带血。

刻下症：血精，伴射精时痛，会阴部及大腿内侧有放射痛，睾丸胀痛，小便短赤，偶有排尿时疼痛，大便黏腻不爽，舌红有点刺，苔黄腻，脉滑数。

体格检查：外生殖器无异常，左侧精索静脉曲张，Ⅱ度，右侧正常。

精液常规：精液色鲜红，红细胞满视野，白细胞（＋＋），余正常。

血、尿常规未见明显异常。精囊腺前列腺 B 超：双侧精囊腺炎性改变，前列腺钙化灶，回声不均。前列腺特异性抗原（－）。

西医诊断：精囊炎；血精。

中医诊断：血精（湿热下注，迫血妄行证）。

治法：清热利湿，凉血止血。

方药：大黄10g，赭石30g（先煎），肉桂6g，黄柏10g，薏苡仁20g，川牛膝10g，生地黄15g，大蓟15g，小蓟15g，牡丹皮10g，白茅根20g，白花蛇舌草15g，仙鹤草30g，紫草10g，虎杖15g，三七粉5g（冲服），赤芍10g，绵萆薢15g，淡竹叶10g。7剂，1天1剂，煎服。

注意事项：

1. 嘱其放松心情，保持良好心态。

2. 适当休息，避免性冲动，忌烟酒、辛辣刺激性食物。

3. 可以同房，但不宜过频、过激烈。

二诊：2021年5月28日。

刻下症：服药期间同房1次，精液血量明显减少，射精轻度不适，纳食可，睡眠好转，小腹、腹股沟区胀痛减轻，排尿疼痛消失，大便较前改善，舌红，苔薄黄腻，脉滑数。

方药：上方加石菖蒲15g，乌药12g。7剂，煎服法同前。

三诊：2021年6月4日。

刻下症：患者排精1次，精液中偶见暗褐色血块，无射精疼痛，偶有小腹、腹股沟区胀痛，大便通畅，舌红苔薄黄，脉滑。

方药：上方去大黄、赭石、虎杖、紫草、大蓟、小蓟，加桂枝12g，茯苓10g，桃仁10g。7剂，煎服法同前。

四诊：2021年6月11日。

刻下症：患者同房1次，未出现血精。建议患者停药。

2周后复查精液正常，1个月后随访，未复发。

【师徒评案】

学生：老师，血精如何辨证论治？

老师：血精的治疗要辨证论治，分型治疗，攻补兼施，调气与活血并用，行敛结合，不可过敛、过行或过补，过敛则留瘀，过行则血甚，过补则滋腻。治疗时可参《丹溪心法》中的"初用止血以塞其流，中用清热凉血以澄其源，末用补血以怀其旧"。

学生：湿热为重的患者应如何治疗？

老师：湿热多见于血精病的初期，精液颜色多鲜红或黏稠，伴小腹、会阴及睾丸坠胀疼痛，口干口苦，心烦易怒，面红目赤，小便短黄，排尿灼热涩痛，大便黏腻，舌质红，苔黄腻，脉滑数。湿热之邪循肝经下注，肝经环绕阴器，伤及精室络脉，迫血妄行，则血随精出。《医学衷中参西录》曰："溺血之证，不觉疼痛，其证多出溺道，间有出之精道者。大抵心移热于小肠，则出之溺道。肝移热于血室，则出之精道。"其指出血精是由湿热下注，扰动肝经所致。处方以龙胆泻肝汤加减。常用龙胆草、栀子清泻肝火、解肝经郁热；柴胡入肝经，疏肝理气、调畅气机；黄芩、黄柏清热燥湿、解肝热之毒；泽泻、车前子、滑石、木通清热利湿、通利小便；当归、生地黄活血化瘀，养阴凉血，佐制苦寒之药伤阴；甘草调和诸药，引诸药下行，直达病位。在此基础上加用凉血止血之药如大蓟、小蓟、仙鹤草、白茅根、三七，可加强止血的作用，达到事半功倍的效果。

学生：阴虚火旺者，当如何治疗？

老师：精液带血少许，色鲜红或见血丝，伴身体偏瘦，腰膝酸软，梦遗早泄，性欲强烈，潮热盗汗，头晕耳鸣，口干咽燥，两目干涩，舌淡红，少苔，脉弦细数。阴虚阳亢，阳亢则火旺，火性急迫，迫血妄行，损伤血络，精室络伤，可见血精。《许履和外科医案医话集》中"精血……多由肾阴不足，相火偏旺，扰动精室，迫血妄行"，指出血精与肾阴不足、阴虚火旺有关。治以滋阴泻火，凉血止血。处方以知柏地黄丸加减，常用生地黄、丹皮清热滋阴、凉血止血；山茱萸、山药滋补肾阴；知母、炒黄柏、茯苓、泽泻清热泻火、凉血宁血。在此基础上加用女贞子、旱莲草滋补肝肾，凉血止血。

学生：脾肾亏虚而不统血摄血，当如何治疗？

老师：血精日久不愈，反复发作，颜色浅淡或暗淡，或仅有镜下血精；伴有性欲淡漠或阳痿早泄，纳谷不香，腹胀便溏，五更腹泻，精神疲乏，气弱懒言，腰膝酸软，头晕耳鸣，夜尿量多；舌质淡胖，苔白润，脉沉细弱。多因素体阳虚或久病体虚，劳累过度，房事不节等使脾气损伤，或肾阳受损，不能温养脾阳，导致脾肾阳气受损，固涩无权，统摄失司，血溢精流，而成血精。治以补脾益肾，益气止血。方用补中益气汤加减。黄芪补中益气，升阳举陷，以达益气活血止血之目的。人参、白术、炙甘草甘温益气健脾；血为气之母，故用当归养血和营；陈皮理气行滞，使补而不滞，行而不伤。柴胡、升麻升阳举陷，助黄芪升提下陷之中气，助脾统血。在此基础上加肉桂、干姜温阳以化气。

学生：血瘀为主者，当如何治疗？

老师：血精顽固发作，日久不愈，精液暗红，常夹有血块、血丝，射精不畅或疼痛，舌质暗红，或有瘀斑瘀点，舌下脉络迂曲，苔厚腻，脉涩。血络受损，渗于精室；或瘀血停滞，阻滞气机，聚湿生痰，痰瘀互结，随精而出，形成血精。顽固性血精在发生过程中表现出精囊或射精管梗阻、精囊液排泄不畅、精囊出现潴留性膨大等特点，应属于中医"癥瘕""积聚"的范畴。治以破瘀消癥，通络止血。方用桂枝茯苓丸加减。常用桂枝温通血脉，以行瘀滞；桃仁、丹皮、赤芍祛瘀行血；茯苓健脾利湿除痰。在此基础上加穿山甲、王不留行、莪术、三棱活血化瘀通络，直达病所；加酒大黄、蒲公英、皂角刺、败酱草。诸药合用，共奏破瘀通滞、消瘤散积之效。气血津液畅达，则正气渐复，浊毒自消，血络安宁而血自止。

【传承心得体会】

血精是临床上常见的一种疾病，多为精囊或前列腺病变所致，最主要见于精囊炎。本例患者为新发血精，根据病史、症状、理化检查诊断为精囊炎（湿热下注）。患者因酗酒熬夜，以致湿热内生，下注精室，灼伤精络，迫血妄行，故见血精；湿热瘀滞，精道不畅，故见射精痛，阴茎疼痛，睾丸胀痛，小腹、腹股沟区胀痛；湿邪下注膀胱，则小便短赤，偶有排尿时疼痛；大便黏腻、苔黄腻、脉滑数等均为湿热之象。治疗以清热利湿、凉血止血为主。方用小蓟饮子合秘红丹为主，大蓟、小蓟、生地黄、赤芍、牡丹皮清热利湿，凉血止血；大黄、赭石、肉桂清热解毒，重镇降逆，引火归元，使热从大便而出；白茅根、白花蛇舌草、虎杖、淡竹叶解毒利湿，通利小便，使热从小便解；仙鹤草收敛止血；黄柏、川牛膝、薏苡仁、绵草薢清热利湿，引药下行，直达病所；紫草、三七活血散瘀止血，以防瘀热互结。二诊加石菖蒲、乌药温阳化气，以防苦寒清利太过。三诊减苦寒收涩之品，加桂枝、茯苓、桃仁取桂枝茯苓丸之意，缓消瘀血。用药灵活加减，驱邪不伤正，理血清源，故能显效。

　　血精指精液中夹有血液的疾病。根据精液中含血量的多少，可表现为肉眼血精、含血凝块，或仅显微镜下精液中有少量红细胞。血精大部分是良性、自限性的。临床上血精多为精囊或前列腺疾病，最主要见于精囊炎；其他常见病因还有前列腺炎，精囊及前列腺的结核、结石、囊肿、肿瘤，射精管的梗阻等。另外，紫癜、白血病、坏血病等血液病或精索静脉曲张、精阜疾病、门静脉高压、长期挤压等也可以导致血精的发生。李曰庆教授指出对于血精患者要详加询问病史，全面考虑，明确诊断是判断治疗、预后的基础，是选择治疗方式、估计预后的决定因素。特别是对于持续性或反复发作的患者，一定要排除泌尿生殖系统恶性肿瘤；顽固性血精的青壮年患者，一定要考虑到结核或血液疾病的可能性。对于继发性血精，积极治疗原发病，并控制血精症状。急则治其标，缓则治其本，以达到标本兼治，切莫盲目用药，掩盖病情，耽误疾病最佳治疗时期。中医认为血精是以血液不循常道，外溢于精络为特点的一种病症，涉及多个脏腑组织，它既可以以单独疾病出现，又可以以症状形式伴见其他病证的过程中。病位在下焦精室。病因与外感湿热、过食辛辣、恣情纵欲有关。

第三章　性功能障碍

第一节　性欲障碍

张某，男，35 岁。

初诊：2021 年 9 月 2 日

主诉：勃起功能障碍并性欲低下 5 年余。

现病史：患者诉婚前即有勃起功能障碍病史，婚后依然，渐至兴趣全无。曾先后服用补肾壮阳药物年余，无明显改善。

刻下症：腰膝酸软，神疲乏力，头晕，五心烦热，舌红苔薄，脉细数。

辅助检查：睾酮（T）3.58ng/mL，雌二醇（E_2）29pg/mL，促卵泡生成素（FSH）3.91mIU/mL，黄体生成素（LH）2.51mIU/mL，催乳素（PRL）5.18ng/mL。

西医诊断：勃起功能障碍；性欲低下。

中医诊断：阳痿（肾阴虚证）。

治法：滋阴降火，补肾充髓。

方药：黄柏 10g，知母 10g，熟地黄 15g，龟甲 20g（先煎），锁阳 10g，当归 10g，怀牛膝 10g，白芍 12g，五味子 6g，菟丝子 10g。14 剂，1 天 1 剂，水煎服。

二诊：2021 年 9 月 16 日。

刻下症：诉阴茎勃起改善，性欲渐佳，能完成性生活。

继续以上方加减调治，3 个月后诉妻子已怀孕。

【师徒评案】

学生： 老师，性欲减退有哪些辨治要点？

老师： 临床上对于性欲减退的诊治，首先就要筛查睾酮水平。睾酮是男性性欲的生理基础，临床中对于性欲低下的患者，要常规查男性激素水平，评估睾酮水平，如果患者明确存在睾酮水平低下且没有药物禁忌证，要补充睾酮治疗。

学生： 为什么男科门诊中性欲减退的患者逐年增多？

老师： 要重视心理因素。影响性欲的因素众多，其中精神心理占重要地位，因此要重视心理治疗。改善夫妻关系，改变对性生活的错误认知，在医生指导下，开展性感集中训练，增进夫妻情感，达到良好的性生活体验，增强信心，患者性欲往往能明显好转。

学生： 为什么性欲减退的患者往往伴随性功能的减退？

老师： 男性性心理比较脆弱，一旦出现阳痿、早泄等性功能障碍，甚至只是一次不和谐、不理想的性生活，都可能会导致男性性自信下降，出现逃避性生活的现象，进而表现出一种假性性欲低下。因此临床中要关注男性的性功能问题，这类患者，只要性功能改善，逐步恢复性自信，性欲自然恢复正常。

【传承心得体会】

本案患者性欲低下与勃起功能障碍有直接关系，长时间负面情绪如压力、焦虑、抑郁、缺乏自信等导致勃起功能障碍，但勃起不能必然导致性欲下降。患者阴精亏虚，阴不济阳，宗筋失养，治以滋阴补肾，重用龟甲以降阴火，补肾水，李中梓《本草通玄》曰："龟甲咸平，肾经药也。大有补水制火之功，故能强筋骨，益心智，止咳嗽，截久疟，去瘀血，止新血。"佐以黄柏、知母清泻相火，菟丝子、五味子补肾益精养肝，锁阳、白芍润燥养筋养血，从而使阴虚可滋、虚热可清、筋骨得养。

性欲减退，是指在有效的性刺激情况下，没有性交欲望或者厌恶房事，表现为对性生活要求明显减少的现象，持续至少 3 个月。正常人的性欲要求常因各自的体质强弱和所处环境不同而有很大的差异。所以，判断性欲减退与否，只宜与自身以往的性欲做纵向比较，不宜与他人进行横向比较。患者大多既往性欲正常，因各种原因出现与年龄不相符的性欲减退或丧失。性欲减退往往与其他男科疾病互为因果，如勃起功能障碍、慢性前列腺炎等。李曰庆教授认为性欲低下常见病机有先天不足，天癸不充；或房劳过度，损伤肾气；或久病耗伤阴血；或年老体弱、脏腑亏损，命门火衰而不思房事。思虑过度，暗耗阴血致脾胃损伤，化源不足，肾气不充而致性欲减退。素体虚弱，胆怯易惊，心胆气虚，进而畏惧房事，性欲丧失。夫妻感情不和，或情志抑郁，肝气不舒，肾阳不振而性欲低下。素体肥胖，嗜食肥甘厚味，痰湿内生，气机不达而致性欲减退。

第二节　勃起功能障碍

勃起功能障碍（erectile dysfunction，ED），是临床最为常见的男性性功能障碍性疾病，其定义为男性阴茎不能达到或维持充分的勃起以获得满意的性生活。中医属"阳痿""阴痿"范畴，指阴茎临房不举，或举而不坚，或举坚时短的一种病证。阳痿虽不会危及生命，但可严重影响男子的身心健康，甚至可造成家庭破裂。为此，阳痿病的防治，在男科领域中，占有极其重要的位置。

最新研究显示，我国城市男性的 ED 总患病率为 26.1%，而 40 岁以上男性 ED 的患病率为 40.2% ~73.1%。据世界卫生组织预测，到 2025 年全球受 ED 困扰者将达 3.22 亿。西医治疗 ED 的首选方法是口服 5 型磷酸二酯酶抑制剂（PDE‑5i），此外还有阴茎海绵体注射和阴茎假体植入等。这些治疗方法均有其最佳适应证，也有相应的不良反应，虽能有效地改善阴茎勃起功能，但是对于患者的体质没有直接的改善作用。

李曰庆教授 30 余年来致力于对阳痿的研究，积累了丰富的经验。他认为阳痿的发病与五脏功能失常密切相关，尤以肝肾为主，本虚标实，肾虚为本，肝郁为标，肝郁、肾虚、湿热等因素都可以导致阴茎气血运行不顺畅，甚或瘀血阻滞于阴茎的脉络，阴茎失去气血濡养则难以振奋，因而血瘀可看作阳痿的病机核心。在中医临床治疗时，以辩证施治为本，肝肾同治，以补肾疏肝作为基本治疗原则，活血化瘀疗法贯穿治疗过程的始终，因人制宜，加减化裁，临床治疗收效颇佳，不但可以有效改善阴茎的勃起功能，同时还可以全面改善患者的整体体质情况，提高患者的生存质量。

医案1

张某，男，60岁，退休工人。

初诊：2013年11月26日。

主诉：阴茎勃起困难2年余。

现病史：勃起困难2年，近1月不能同房，受性刺激后亦无勃起反应，晨勃消失，伴有性欲低下，易疲劳，腰膝酸软，会阴小腹部坠胀不适，夜尿3~4次。

刻下症：阴茎勃起困难，受刺激无法勃起，无晨勃，乏力，倦怠，少气懒言，腰酸膝软，小腹坠胀不适感。夜尿频多，睡眠不佳，畏寒怕冷，怕食寒凉生冷及水果，口干口渴，喜热饮，大便稀溏，一日多次。舌暗，苔白，脉沉而涩。

既往有高血压病史20余年，规律服用降压药物，血压控制在正常范围内。血清性激素检查：睾酮（T）2.02ng/L（正常范围2.41~8.27ng/L）。

西医诊断：勃起功能障碍，男性性腺功能低下。

中医诊断：阳痿（肾阳虚衰，脉络瘀阻证）。

治法：温肾壮阳，活血通络。

方药：巴戟天20g，淫羊藿20g，仙茅15g，蛇床子10g，菟丝子10g，韭菜子15g，杜仲20g，枸杞子20g，熟地黄20g，延胡索20g，川牛膝20g，当归20g，王不留行20g，阳起石10g，川楝子10g，蜈蚣2条，水蛭6g。14剂，每日1剂，水煎服。

注意事项：

1. 放松心情，保持良好心态，适度锻炼。

2. 饮食有节,忌烟酒,少食辛辣刺激及肥甘厚腻食物,暂戒一切生冷瓜果及绿豆、苦瓜等清热食物。

二诊:患者诉药后性欲增强,遇性刺激时阴茎已有勃起反应,但不能正常房事,会阴小腹部坠胀不适明显减轻。舌淡红,苔白腻。

方药:巴戟天20g,淫羊藿20g,仙茅15g,蛇床子10g,菟丝子10g,韭菜子15g,杜仲20g,枸杞子20g,熟地黄20g,延胡索20g,川牛膝20g,当归20g,王不留行20g,阳起石10g,川楝子10g,蜈蚣2条,水蛭6g,陈皮10g。14剂,每日1剂,水煎服。

三诊:患者自诉服药后勃起良好,同房2次成功,硬度差,腰膝酸软好转。舌质偏暗,苔白厚腻,脉沉。去川楝子,加砂仁6g。14剂,以善其后。

方药:巴戟天20g,淫羊藿20g,仙茅15g,蛇床子10g,菟丝子10g,韭菜子15g,杜仲20g,枸杞子20g,熟地黄20g,延胡索20g,川牛膝20g,当归20g,王不留行20g,阳起石10g,砂仁6g,蜈蚣2条,水蛭6g,陈皮10g。14剂,每日1剂,水煎服。

【师徒评案】

学生:老师治疗阳痿有何心得?

老师:治疗阳痿要注意以下六点。

1. 补肾疏肝作为基本治疗原则。针对大多数精神性阳痿患者肾虚肝郁的病机,应用补肾助阳、疏肝解郁的方法进行治疗,常能取得满意的疗效。补肾助阳,我在临床上多喜用血肉有情之品,如狗肾、蛤蚧之类,其他如淫羊藿、巴戟天、鹿角胶、菟丝子、山萸肉、雄蚕蛾等,也可随证选用,以上诸药均入肝、肾二经,具有温肾助阳、益肾填精之功效。疏肝解郁常用柴胡、当归、白芍、陈皮等药。柴胡、当归、白芍为逍遥散中之主药,可疏肝解郁、养血柔肝,且当归能行气缓急,尤为治疗肝郁血虚之要药;陈皮疏肝行气,宽胸解郁。诸药合用,共奏补肾助阳、疏肝养筋、益肾振痿之功。

2. 活血化瘀通络应用始终。血瘀所致阳痿的典型的临床表现有舌质紫暗或有瘀斑瘀点,脉涩等较为少见,因此活血化瘀也必不可少,且应早期介入并全程施用,治疗时多在补肾疏肝的基础上,联合应用活血化瘀通络法。结合该病的病理特点，临床治疗选用活血化瘀药时常加用虫类药，例如穿山甲、蛴螬、土鳖虫、地龙、全蝎、蜈蚣、僵蚕、露蜂房等。正如吴鞠通所讲："且以食血之虫，飞者走络中气分，走者走络中血分，可谓无微不入，无坚不破。"阳痿多见于老年男性。《素问·上古天真论》说："丈夫……八八，天癸竭，精少，肾脏衰"，故老年多肾虚，肾虚无以充养阴器，则痿软不举。同时，阳痿的发生与糖尿病、高血压、动脉硬化、高脂血症、慢性前列腺炎、脊髓损伤、腰椎及盆腔手术后等因素关系密切，这是由于久病致瘀，或经络损伤，瘀血内阻，宗筋失养所致。肾气虚则血行无力，肾阳虚则血寒凝滞，均可导致血瘀。瘀血既是病理产物，又是致病因素，瘀血阻络，血行不畅，又影响肾精的化生。肾虚必致血瘀，瘀血必归于肾。因此，治疗此类阳痿应温肾祛瘀并治，重用活血化瘀药。常选用川芎、丹参、红花、水蛭、三七活血化瘀，淫羊藿、雄蚕蛾、韭菜子温肾壮阳，川牛膝补肾祛瘀、引药下行，蜈蚣、青皮疏肝通络。

3. 注重健脾固肾。《素问·痿论》说"阳明者，五脏六腑之海，主润宗筋""治痿者，独取阳明"，明确指出阳痿的发生与阳明脾胃关系非常密切，为后世从脾胃论治阳痿奠定理论基础。阳明乃气血生化之源，脾胃健则气血充，宗筋得养方能用事自如。若脾胃虚弱，运化失司，完谷不化，水湿停聚，致气血生化乏源，宗筋失于濡养，则阳事不兴。同时，脾为后天之本，肾为先天之本，脾之健运须借助肾阳的鼓动，而肾精亦有赖于脾胃化生的水谷精微的补养，两者在生理上互根互用，在病理上相互影响。《傅青主女科·妊娠》说："脾为后天，肾为先天，脾非先天之气不能化，肾非后天之气不能生。"《临证指南·阳痿》说："又有阳明虚则宗筋纵，盖胃为水谷之海，纳食不旺，精气必虚，况男子外肾，其名为势，若谷气不充，欲求其势之雄壮坚举，不亦难乎？治惟通补阳明而已。"治疗阳痿勿忘健脾助运，补脾与温肾并举。常用党参、黄芪、白术、山药健脾益气；茯苓、泽泻健脾利湿；九香虫温阳健脾，兴阳益肾，又可疏肝散滞；露蜂房调补阳明，温运脾阳；淫羊藿、肉桂补肾助阳。

4. 用药兼顾心肾同治。心为火脏，位于上，其性属阳；肾为水脏，位于下，其性属阴。生理上，心火必须下降于肾，肾水必须上济于心，心肾相交，水火共济，共同维持正常的性机能。《景岳全书》说："心为君火，肾为相火，心有所动，肾必应之。"《医学实在易》说："盖精虽藏之于肾，而阳之动与不动，精之泄与不泄，无非听命于心。"在病理情况下，心火不能下降于肾，肾水不能上济于心，心肾之间的协调关系就会遭到破坏，导致阳痿不用。常用生地黄、熟地黄、山萸肉、枸杞子、鹿角胶补肾填精，淫羊藿温肾兴阳，当归、酸枣仁、远志养心益智安神，泽泻降泻肾浊，怀牛膝苦泄下行、引心火下济肾水。

5. 根据人群量体用药。青年人，阳气充沛，单纯肾虚较为少见，多为肝郁、湿热，多为单纯精神性阳痿，治疗以疏肝解郁为主，在柴胡疏肝散的基础上佐以补肾、活血通络的药物。中年人，阳气始衰，肾虚与肝郁并重，多为混合性阳痿，治疗时肝肾同治，多用柴胡疏肝散合六味地黄丸佐以活血通络药物，同时兼顾原发病的治疗。老年人，阳气衰退，肾虚为主，多为器质性阳痿，治疗以补肾为主，多在右归丸的基础上佐以补肾、活血通络的药物，同时注重对原发病的治疗。

6. 综合治疗多种手段。性功能障碍的病因病机极为复杂，治疗如采用单一方法往往收效较慢，故适宜采取综合治疗。以生物－心理－社会医学模式为主轴，既要治疗因生物因素导致的病理变化，又要兼顾患者因受疾病困扰导致的不佳的心理状态，同时还要调节好与发病相关的社会问题。辨病治疗与辨证治疗相结合，在辨病治疗的基础上随证治疗。针药合治，经大量临床实践证明，针灸是治疗性功能障碍的有效手段，随着男科临床实践的不断深入，针灸技术也在不断发展，针药合治的疗效均优于单用药物或针灸治疗者。合理运用专方专药，病有专方，药有专攻，应在辨证的基础上对专方专药加以运用，以提高疗效。

学生：中医补的"肾"与西医的肾脏有何区别？

老师：中医所说的肾，不像西医的肾那样是一个解剖学上的具体脏器，不仅仅是指肾脏，而是包括内分泌、免疫、泌尿、生殖、呼吸、神经、血液、运动等系统在内的一个整体的概念，中医通过五行的属性，将其统归于

"肾"的脏腑功能。许多人理解"肾"为位于人体腰部的、与性功能和排尿功能直接相关的器官。在中国性学会和《保健时报》联合主办的"男性健康'生命塔体'专家论坛"上，权威专家们已经指出：在中医所说的"肾"这个整体概念中，由下丘脑—垂体—甲状腺—性腺—肾上腺—肾构成的这个组织起着关键性的作用，因为这个生理结构类似塔型，我们将它比喻为"生命塔体"。生命塔体是一个相互联系的整体，各个部分协调作用，只要某一个部位出现问题，整体机能都会下降，生命塔体就处于失衡状态，从而出现"肾虚"的一系列症状。许多患者把单纯的某个器官功能异常，全归咎于"肾虚"，是一种常见的误区。

【传承心得体会】

李曰庆教授认为肾为阴茎勃发坚举提供原动力，肾气充足，鼓动有力，则性事活动时阴茎得气血之充盈而能快速勃起。肾气一亏，启动功能不足，阴茎难以勃发，故而阳痿。随着年龄的增长，肾虚成为阳痿的主要病机趋势。方中巴戟天、淫羊藿、仙茅、阳起石等温肾壮阳、消散阴寒、鼓舞阳事；然阴阳互根互用，阴为阳之基，故用枸杞子、菟丝子、熟地黄滋补肾阴，以阴中求阳；川牛膝、当归、王不留行、延胡索等活血化瘀，通络止痛；蜈蚣、水蛭搜风活血通络力强，直达病所。全方共奏温肾壮阳，活血通络之功，随症加减故能奏效。

中医学的优势在于整体观念和辨证论治。以《黄帝内经》而论，男子之阴痿与肾、肝、脾胃以及冲脉、任脉、督脉均有直接关系。至明代张景岳正名阴痿为阳痿，并总结提出男子阳痿有命门火衰而痿者；七情劳倦而痿者；湿热炽盛而痿者；思虑焦劳，忧郁太过而痿者；阳明会聚宗筋，若忧思太过，损伤心脾，则病及阳明，气血亏而痿者；惊恐不释者亦致阳痿，恐伤肾而痿者。《五节斋》则提出，因于失志而痿者，但宜舒郁，不宜补阳。宜其抑郁通其志意，则阳气舒而痿自起。沈金鳌提出："气郁心肾而痿者，郁火甚者当用清火坚肾之品。"清代著名医家叶天士提出阴茎为"男子外肾，其名为势，若谷气不充，欲求其势之雄壮坚举，不亦难乎？治惟通补阳明而已"。阳痿之证治，明清已日臻完善，百家论治，从各个角度着手，均收到成效，在辨证论治的基础上，要整体考虑，将五脏的功能失常与阳痿的发病联系起来。人体是统一的有机整体，脏腑之间在生理上密切配合，在病理上相互影响。男科疾病看似仅为泌尿生殖器官等部位的病变，实则与全身各系统密切相关。李教授指出，阳痿表现出痿废不用的症状，反映了末端气血的运行情况，若位于人身末端的阴茎脉络出现了失养或阻塞，久而久之，脑之脉络也会受到相应的影响，"邪之所凑，其气必虚"，即预示机体可能存在发生脑卒中的倾向，需要及时治疗阳痿，同时祛除诱因和病因，从而达到预防脑卒中的效果。李教授提出的"阴茎中风"理论中提到，阳痿的阴茎"不遂"与肢体"中风中经络"的肢体不遂相似处颇多，推断其病因病机相似，只不过发病部位、经络不同而已。治疗上可以在"异病同治"的基础上达到"异病共治"，起到预防与治疗脑卒中的作用。

该患者是典型的肾阳虚衰型阳痿，肾阳不足，肾气无力推动气血，而至阴茎供血不足出现此证，痿证日久，血道壅塞，在温肾壮阳的同时需兼顾血瘀的"标证"，以达到标本同治的效果。李教授惯于水蛭、蜈蚣同用以活血通络，水蛭破血逐瘀，可祛邪而不伤正气。《神农本草经百种录·水蛭》提到"水蛭最喜食人之血，而性又迟缓善入，迟缓则生血不伤，善入则坚积易破"，张锡纯曾赞"破瘀之药，以水蛭为最"，蜈蚣可疏肝通络，对于久瘀入络的阳痿，两者相辅相成，活血通络兼得，可起效迅速而明显。

医案2

段某，男，35岁，公司职员。

初诊：2018年8月25日。

主诉：勃起不坚2年余。

现病史：患者近2年出现勃起硬度不佳，初勃起时硬度尚可，逐渐变软，可完成阴道插入，可完成射精，每次性生活时间2~3分钟。未曾针对性诊治，曾自服六味地黄丸、金匮肾气丸等补肾药物，效果不佳，育有1子6岁，规律进行跑步等有氧运动五年余，生活作息规律。

刻下症：时有精神状态不佳，易疲劳，平素工作压力较大，易焦虑，易性情急躁，纳食可，时有腹胀，大便可，日 1 次，手心易出汗。舌体稍胖大，边有齿痕，舌苔薄白微腻，脉濡滑。

西医诊断：勃起功能障碍。

中医诊断：阳痿（肝郁肾虚，瘀血阻络证）。

治法：疏肝益肾，活血通络。

方药：柴胡 12g，白芍 15g，麸炒枳壳 12g，菟丝子 15g，枸杞子 15g，鹿角胶 10g（烊化），淫羊藿 10g，制巴戟天 15g，红景天 15g，阳起石 20g，丹参 15g，烫水蛭 4g，牛膝 12g，茯神 15g，丁香 6g。颗粒剂，水冲服，早晚各 1 次，连服 14 剂。

注意事项：

1. 继续保持良好的生活作息及运动习惯。

2. 调畅情志，保持良好心态，服药期间保持规律性生活。

3. 忌食生冷寒凉及辛辣刺激食物。

服药 2 周后随访，诉效果良好，改善明显。

二诊：2018 年 12 月 8 日。

自述服上药之后勃起功能与射精时间均有明显改善，持续 3 月感觉自身状态较好，近期自觉勃起功能又有所减退。有晨勃，性交持续时间近几日减少。本次为调理身体生育二胎，夫人 34 岁。

刻下症：仍时有焦虑，易疲劳，勃起功能较前有所减退，性交时间较前减少，饮食可，仍有规律运动，作息规律。常规专科查体未见异常，查精液常规、性激素均未见异常。睾丸附睾彩超提示左侧附睾附件及左侧附睾头部囊肿。双侧精索静脉瓣膜功能不全。

方药：柴胡 12g，当归 10g，白芍 20g，枸杞子 30g，菟丝子 15g，烫水蛭 6g，蜈蚣 3 条，贯叶金丝桃 30g，麸炒枳壳 10g，巴戟天 20g，葛根 30g，五味子 10g，黄芪 30g，黄芩 15g，升麻 6g，茯苓 15g。颗粒剂，水冲服，早晚各 1 次，连服 14 剂。

【师徒评案】

学生：老师为何在此医案中用白芍而不用赤芍？

老师：患者虽有肝郁，但因平时规律运动，可使气血流通旺盛，血瘀尚且不重，且方中已有丹参、水蛭药物，此处用白芍以补虚柔肝为主。《本草求真》有言："赤芍与白芍主治略同，但白则有敛阴益营之力，赤则止有散邪行血之意；白则能于土中泻木，赤则能于血中活滞。故凡腹痛坚积，血瘕疝痹，经闭目赤，因于积热而成者，用此则能凉血逐瘀，与白芍主补无泻，大相远耳。"

学生：为何患者曾服用补肾药物疗效不佳？

老师：患者焦虑、工作压力较大，为肝阴耗损，阴虚生热之象，且肝肾同源，肝血不足，肾精难以独满。男性阴器为"宗筋之聚"，《辨证录》云："肝气旺而宗筋伸。"可见阴茎的正常勃起与肝密不可分。另外肝通过其疏泄功能对气机的调畅作用，可调节人的精神情志活动。疏泄功能异常时，会导致精神情志活动的异常。不良的情志刺激，又会导致肝主疏泄失常，导致阳痿的出现。《杂病源流犀烛》记载："又有失志之人，抑郁伤肝，肝木不能疏达，亦致阳痿不起。"肝郁常是阳痿的启动病机，而阳痿的出现会严重打击男性的自信心，对夫妻关系造成不良影响，从而加重肝郁。所以阳痿患者存在"因郁致痿""因痿致郁"的恶性循环，所以打破这种循环是阳痿治疗的重要环节。肝肾同源，共居下焦，皆寄相火，肾藏精，肝藏血，精血互生，肝气疏，肾气充，则宗筋荣润，阳道可兴；又肾、肝为母子之脏，母病可以及子，子病可盗母气，故阳痿患者常肝肾症状互见。因而治疗阳痿仅"从肾""从肝"论治，均有失偏颇。

学生：为何在组方中加以健脾益气药物？

老师：患者长期生活于深圳，为岭南湿热气候，脾胃运化功能受到抑制，况岭南地区气升而散，易耗散人之正气，气候虽湿热，但此地人多脾胃虚寒；患者焦虑、性情急躁，肝木克脾土，使脾胃运化功能更加虚弱，补肾药物恐有滋腻碍脾之弊，治疗同时需兼以健脾理气，且丁香兼有温肾助阳起痿之功。《日华子诸家本草》有言："治口气，反胃，疗肾气，奔豚气，阴痛，壮阳，暖腰膝。"茯神兼以安神养心，枳壳兼以疏肝行气，一药而多用。

学生：广东地区人的体质有什么特点？如何针对性组方用药？

老师：广东是一个比较崇尚养生的地域，属于岭南地区，虽与江西、两湖相邻，但因其独特的地理位置，气候特点与两者大不相同，生活习性也大不相同，对在其中生活的人产生着影响。《岭南卫生方》曰："岭南既号炎方，而又濒海，地卑而土薄。炎方土薄，故阳燠之气常泄；濒海地卑，故阴湿之气常盛。二气相搏，此寒热所由作也。阳气泄，故冬无霜雪，四时放花，人居其地，气多上壅，肤多汗出，腠理不密，盖阳不反本然。阴气盛，故晨夕雾昏，春夏淫雨，一岁之间，蒸湿过半，三伏之内，反不甚热，盛夏连雨，即复凄寒，饮食衣服药食之类，往往生醭，人居其间，类多中湿，肢体重倦……又阳燠既泄，则使人本气不坚，阳不下降，常浮于上，故病者多上脘郁闷，胸中虚烦。阴湿既盛，则使人下体多寒，阴不上升，常沉而下，故病者多腰膝重疼，腿足寒厥。余观岭南瘴疾，证候虽或不一，然大抵阴阳各不升降，上热下寒者，十有八九。况人身上本属阳，下本属阴，兹又感此阳燠阴湿不和之气，自多上热下寒之证也。"在岭南湿热气候环境下，人多上焦易热，但中焦和下焦湿寒，用药过寒则中伤脾胃阳气，用药过热，则上热益甚，且居南方之人，往往多汗，上盈下空，不可用汗、吐、下三法。应以清上温下和解之法，其人中焦痞满，兼以行气宽中，以利脾胃，才能得效。

学生：红景天在古方中较少见，老师运用红景天有什么心得？

老师：红景天是被古人忽视的一味宝贵药材，在现代药理学研究中，红景天的作用极其广泛，它具有类似人参、刺五加的补益作用，又称为"适应原样"作用，而且还不会出现人参引起的过度兴奋和刺五加引起的便秘反应。可以作用于神经中枢系统，具有"反压力"作用，可以缓解忧郁症状、消除疲劳；且具有改善心脏功能，增强缺血心脏的泵血功能，扩张冠脉血管，降低心脏后负荷并保护心肌等好处。在中医上可以总结为益气、活血、化瘀、解郁，我常常配合丹参使用，用量一般 15～30g，可同时起到补益兼活血的作用，对于改善男性勃起功能效果明显，是我们中医男科医生的一大法宝。

学生：现代社会环境下阳痿的发病有什么特点？

老师：我们学术团队通过对 131 部有关阳痿论治内容古医籍的研究，发现因七情所伤和房事不当而致阳痿多被古代医家认可。通过对 717 例阳痿患者的中医证型分布特征进行调查研究，结果发现有证可辨者中，证候与肝、肾有关者比例最高。因此，我认为现代社会条件下阳痿的中医发病学规律是：房劳伤非其主因，情志变化为其主要发病基础，肾虚所致的阳痿则与年龄变化呈正相关，实多虚少是普遍规律；在脏腑定位方面主要以"肝肾为中心"并涉及五脏；在病因方面，与肾虚、肝郁关系最为密切，血瘀、湿热次之，脾虚、寒邪再次之，而肺虚、火邪等引起阳痿的可能较小。因此，阳痿的临床治疗多以补肾疏肝为主。

【传承心得体会】

李曰庆教授指出目前临床上勃起功能减退的中年患者，源于精神性因素较多，以肾虚肝郁为基本病机，在应用补肾助阳的同时必须兼顾疏肝解郁的方法进行治疗，常能取得满意的疗效。《黄帝内经》称阳痿为"阴痿"。《素问·阴阳应象大论》曰："年六十，阴痿，气大衰。"《黄帝内经素问集注》认为男子"七八之期，天癸竭，肾气大衰，而阴事痿"。七、八为五十六岁至六十四岁期间。《素问·热论》中又提出"厥阴脉循阴器而络于肝"，说明"阴痿"之论证与肝经有关，因为肝者筋之合，筋者聚于阴器。肝藏血，主疏泄，筋得其养乃能运动有力，阴茎为宗筋所聚，若肝郁导致疏泄失职，筋失其养可发生阳痿，可见肝脏的气血旺盛及肝经气血的畅通与阴茎勃起功能密切相关。在阳痿的中医治疗中，需要辨证施治、因人制宜，此案患者的疾病之本在于肝郁气滞，肾虚为标，应以疏肝解郁为主，才能起效，单纯补肾，可见一时之功，甚或毫无效果。患者容易疲惫、精神不振均为病程日久、肾中精气亏虚的表现。肾气亏虚，无以鼓动气血，血行不畅，不荣宗筋，故见阳事不举。方中以鹿角胶、菟丝子、枸杞子益肝肾填精血。《本草汇言》言："鹿角胶，壮元阳，补血气，生精髓，暖筋骨之药也。前古主伤中劳绝，腰痛羸瘦，补血气精髓筋骨肠胃。虚者补之，损者培之，绝者续之，怯者强之，寒者暖之。此系血属之精，较草木无情，更增一筹之力矣。"鹿角胶、菟丝子、枸杞子三者共为君药；阳起石、淫羊藿、巴戟天温阳助肾，助君药补肾兴阳，共为臣药；白芍补虚柔肝，红景天益气活血，丹参、水蛭活血化瘀入络，丁香温肾助阳，兼以温脾降逆，茯神健脾宁心，共为佐药；柴胡、枳壳疏肝行气，气行则血行，牛膝补肾兼以为引，共为使药。诸药配伍，共奏活血化瘀，益肾兴阳之效。

在现代社会条件下，由于生活水平的提高，医学的进步，人们丰衣足食，身体素质增强，体虚或任其体虚者甚少；因婚姻制度的变革，医药卫生知识的普及，传统"贵精"思想的影响，房室损伤之人甚少。而时代发展迅速，生活节奏快，为了追求更高层次的生活质量，民众竞争意识强烈，时代紧迫感强，社会压力和工作压力大，形志过劳，以致精神紧张，情志变化过激，终使因情志之变致病者增多；或偶尔的性生活失败，都会给男方以心理压力，情志抑郁而致病；环境污染，食品污染，饮食结构改变，以及嗜食辛辣、炙煿和肥甘厚味，大量吸烟酗酒等，往往内聚痰浊或变生湿热瘀毒。以上便是当今阳痿发病学规律发生改变的背景和基础，即阳痿病机向实证方面转化的原因，而其所产生的痰、热、瘀、浊、湿、郁等则是导致实证增多的病理基础。在发病原因上，虽有脏腑的阴阳亏虚，但更多的是痰、湿、湿热、瘀、郁致病，尤以因郁而致阳痿更具普遍性。阳痿患者中不仅因情志变化而致者有肝郁的病机变化，即"因郁致痿"，而且非情志因素所致者患病后亦多出现情志抑郁不舒而发生肝郁，即"因痿致郁"。不论"因郁致痿"还是"因痿致郁"，二者均相互影响，往往形成恶性循环，使病机变得更加复杂。这亦是无论阳痿的病机如何转变，都有肝郁存在的关键所在。

《景岳全书》云："凡思虑焦劳，忧郁太过者，多致阳痿。盖阴阳总宗筋之会……此宗筋为精血之孔道，而精血实宗筋之化源。若以忧思太过……而水谷气血之海必有所亏，气血亏而阳道斯不振矣。"

本例患者病情较轻，可勃起、可完成性生活，对自身生活品质也比较重视，平素有良好的生活作息以及运动的习惯，处于发病初期，能够及时意识到自身功能的下降，并及时治疗，这是该患者起效迅速、勃起改善明显且效果持续时间较长的一大原因。目前在临床上碰到的患者病情大多较重，由于某些思想观念的束缚，导致患者发病初期难以及时救治，通常自服补肾壮阳药物或被广告误导至某些不正规门诊进行治疗，往往耽误病情、花费巨大，从而加重男性的心理负担以及焦虑情绪，进一步加重病情，长此以往，夫妻感情逐渐恶化，受到妻子责备或者抱怨后，患者产生心理阴影，使病情变得非常复杂，甚或难治。从该例患者可以看出，肾虚并不是所有阳痿患者的主要原因，该患者因工作压力较大，性情急躁，以肝郁血虚为主，辨证准确，用药得当，疗效明显是本案例的一大特色。在临床上，对于男性患者来说，发现问题，及早就医，以免误治，方为上策。

医案 3

王某，男，44 岁，工人。

初诊：2015 年 11 月 21 日。

主诉：勃起硬度下降 1 年，加重 3 个月。

现病史：1 年前开始出现行房时阴茎举而不坚，坚而不久，近 3 个月以上情况加重，插入阴道困难，晨勃（－）。既往糖尿病史 10 余年，常年服用阿卡波糖、二甲双胍，血糖控制不佳，空腹血糖为 10mmol/L 左右，糖化血红蛋白 7.5%。

刻下症：体型偏瘦，精神状态不佳，乏力倦怠，性欲尚可，夜间汗出，口渴喜饮，心烦，小便色黄，大便偏干，1～2 日 1 次。舌淡红偏暗，苔薄黄，脉沉细。

查体：阴茎发育正常，双侧睾丸对称，睾丸大小正常，睾丸附睾触诊未见异常。阴囊处周围皮肤潮湿，局部未见皮疹及皮肤破溃。

阴茎血管多普勒检查提示：双侧阴茎动脉供血不足。

西医诊断：2 型糖尿病，勃起功能障碍。

中医诊断：房事阳痿（阴虚火旺，瘀血阻络证）。

治法：滋阴泻火，活血通络。

方药：生地黄 15g，熟地黄 15g，当归 10g，黄芩 15g，黄柏 5g，黄连 6g，黄芪 30g，天花粉 30g，水蛭 6g，蜈蚣 2 条，三七 6g，枸杞子 10g，鬼箭羽 20g，女贞子 10g。颗粒剂，水冲服，早晚各 1 次，连服 14 剂。积极控制血糖，糖尿病饮食配合运动。

二诊：患者服药后空腹血糖在 8mmol/L 左右，乏力、夜间汗出、口渴症状已明显缓解，小便出现频数且不畅，舌淡红，脉细。

方药：生地黄 15g，熟地黄 15g，当归 10g，黄芩 15g，黄柏 5g，黄连 6g，黄芪 30g，天花粉 30g，水蛭 6g，蜈蚣 2 条，三七 6g，枸杞子 10g，鬼箭羽 20g，女贞子 10g，王不留行 20g。颗粒剂，水冲服，早晚各 1 次，连服 28 剂。

三诊：勃起硬度改善，可正常插入，但仍不理想，舌淡红，苔薄白。

方药：生地黄 15g，熟地黄 15g，当归 10g，黄芩 15g，黄柏 5g，黄连 6g，黄芪 30g，天花粉 30g，水蛭 6g，蜈蚣 2 条，三七 6g，枸杞子 10g，鬼箭羽 20g，女贞子 10g，王不留行 20g，巴戟天 10g，远志 10g。颗粒剂，水冲服，早晚各 1 次，连服 14 剂。

加用西药他达拉非 10mg，隔日一次。

四诊：性生活 3 次，均较为满意。身体无明显不适。

【师徒评案】

学生：老师，加入西药治疗有何优势？

老师：我们中医发展几千年来，也在不断完善，最初的《黄帝内经》《伤寒论》之所以用药较少，是受当时地域限制、运输限制、认知限制等因素。随着中医的发展，从张仲景写《伤寒论》到后来的金元四大家，再到后来的百家争鸣以及诸多专门论药的书籍，对药的使用越来越广泛，对药性及药效的认识越来越明确，药的种类越来越多，很多后世的名方如四君子汤、逍遥散、六味地黄丸等效果明显，沿用至今。随着中医理论的不断完善，许多外来的中药，比如豆蔻、血竭、红花、西洋参等，在引进中国之后，经过中医的验证、体察，确定其性味功能后，变成了真正的中药，使得中药的宝库不断壮大。而中药也在被科学的方法证实其成分及功效，经过化学提取合成，成为西药，比如黄连素（小檗碱）、青蒿素等。在中西汇通大家张锡纯先生的医案中，出现过许多中西药物共同使用的治疗方法，且收效迅速，比如对阿司匹林和石膏的联合使用。现在，中西药联用已成为防治疾病的主要手段之一，遍及临床各科。我们知道，无论中药还是西药均不能包治所有疾病，并且两者优劣十分明显。经临床实践证明，合理的中西药联用确实可以发挥其各自优点，取得优于单独使用中药或西药的疗效，可以达到优势互补，增强疗效，减轻或消除药物不良反应，从而缩短疗程，减少药物的用量，降低医疗成本，或扩大药物的适应证范围。另一方面，我们可以通过西药的作用，来将其进行归类，比如，PDE－5i 可以归为活血化瘀类，抗生素可以归类为清热解毒类，抗抑郁药物可归为疏肝解郁类药物。西药经化学提取合成，有效成分专一，且浓度较高，起效迅猛，尤其对于病程日久中药难以快速起效或病情较重的患者十分有效。临床上，阳痿患者会因痿致郁，又会因郁致痿，相互影响，大多数患者经尝试各种治疗，疗效不佳，以致丧失信心，为治疗增加了许多难度。通过前期应用西药，使患者初期治疗改善明显，第一，能提高患者的自信心，于治疗有益；第二，应用西药后，可以为中药的起效赢得时间，以免患者因疗效缓慢而放弃治疗；第三，此案应用他达拉非，改善阴茎供血，可以达到扩充血管、破血逐瘀的效果，一举三得。在临床治疗中，医生不可拘泥于中西之分，凡是在中医理论指导下，对患者有益的均可酌情使用。

学生：糖尿病为何会引起勃起功能障碍？

老师：糖尿病属于代谢性疾病，可以引起很多其他疾病，对神经、血管、肾脏都会造成相应损伤，而这三者在中西医理论中都与男性勃起功能有着密切的关系，继而可以引起勃起功能异常。糖尿病在中医上属于"消渴"范畴，病机主要在于阴津亏损，燥热偏盛，以阴虚为本，燥热为标，两者互为因果，阴愈虚则燥热愈盛，燥热愈盛则阴愈虚。消渴病变的脏腑主要在肺、胃、肾，尤以肾为关键。消渴病虽有在肺、胃、肾的不同，但常常互相影响，如肺燥津伤，津液失于敷布，则脾胃不得濡养，肾精不得滋助；脾胃燥热偏盛，上可灼伤肺津，下可耗伤肾阴；肾阴不足则阴虚火旺，亦可上灼肺胃，终至肺燥胃热肾虚。久病多虚，消渴病日久，则易发生以下两种病变：一是阴损及阳，阴阳俱虚。消渴虽以阴虚为本，燥热为标，但由于阴阳互根，阳生阴长，若病程日久，阴损及阳，则致阴阳俱虚。其中以肾阳虚及脾阳虚较为多见。二是病久入络，多致血脉瘀滞。消渴病是一种病及多个脏腑的消耗性疾病，影响气血的正常运行，且阴虚内热，耗伤津液，精血亏损，血虚日久，无力运行，亦因血行不畅而致血脉瘀滞。血瘀也是消渴病的重要病机之一。消渴病日久逐渐耗损人的正气，气血虚损，脉络失充，宗筋失养，久而成虚成瘀，引起痿证。

学生：可引起阳痿的病因有些？

老师：五脏功能失常均可导致阳痿的发生，有虚证也有实证，有阳虚也有阴虚，有寒证也有热证。情志不畅、肾虚、血瘀、痰阻、湿热是其主要病因。其中尤以肝肾与阳痿的发病最为密切，肾虚肝郁是其主要病机特点，血瘀是阳痿的终极病机。

肾虚为本。肾藏精，主生殖。中医认为肾为先天之本，主管人体生长、发育、生殖和整个生命活动的过程，是机体赖以调节有关神经、内分泌、免疫等系统的功能单位。天癸是在肾精充盈到一定程度上产生的，它是相火发生的根源，而相火是启动人类性欲及宗筋勃起并产生生殖之精的原动力。正如《黄帝内经》所云："二八，肾气盛，天癸至，精气溢泻，阴阳和，故能有子。"肾中精气在一定年龄段内保持充盈、满溢状态，天癸可以发挥正常的生理功能。随着年龄的增长，尤其是中年之后，肾中精气的逐渐衰少，天癸也随之衰少而至枯竭，性机能、生殖能力及欲念逐渐衰退。可见肾中所藏精气的盈损对生殖活动的盛衰起着决定性的作用。任何导致肾中精气损伤的情况，都有可能导致阳痿的发生。《诸病源候论·虚劳阴萎候》记载："肾开窍于阴，若劳伤于肾，肾虚不能荣于阴器，故萎弱也。"《景岳全书·阳痿》："凡男子阳痿不起，多由命门火衰，精气虚冷，或以七情劳倦，损伤生阳之气，多致此证。"

肝郁是标。肝藏血，主疏泄。肝脏具有贮藏血液和调节血量的作用，在性欲念的作用下疏导气血下注于宗筋而致勃起。《证治概要》指出"阴茎以筋为体，宗筋亦赖气煦血濡，而后自强劲有力"。肝的疏泄功能，对全身各脏腑组织的气机升降出入之间的平衡协调，起着重要的疏通调节作用。肝的疏泄功能正常，则气机调畅、经络通利，脏腑组织的活动也就正常协调。《辨证录》云："肝气旺而宗筋伸。"可见阴茎的正常勃起与肝密不可分。另外，肝通过其疏泄功能对气机的调畅作用，可调节人的精神情志活动。疏泄功能的异常，会导致精神情志活动的异常。不良的情志刺激，又会导致肝主疏泄失常，导致阳痿的出现。《杂病源流犀烛》记载："又有失志之人，抑郁伤肝，肝木不能疏达，亦致阳痿不起。"现代社会生活节奏加快，竞争激烈，生活压力加大，作息饮食无规律，酗酒嗜烟，体育锻炼缺乏，会导致情志不遂，或所欲不得，或焦虑过甚，或郁怒不伸等。不良情志的产生，日久可影响肝脏的疏泄功能，导致肝气郁结，肝血运行失畅，不能灌溉宗筋，而出现阳痿。与此同时，阳痿的出现，会影响两性关系，打击男性的自信心，在这种情况下会进一步加重肝郁的情况。所以，阳痿患者存在着一个"因郁致痿"和"因痿致郁"的循环系统，如何打破这种恶性循环成为阳痿治疗的重要环节。

血瘀是终极病机。从中医学理论角度分析，阴茎受血而振奋，阳兴用事，若血运障碍，则阴茎血少而难充，或真阳难达阴茎以致其势难举。不论肝郁、肾虚，或其他原因都会导致血瘀。瘀血是一种病理产物，同时又是一种致病因素。从西医学来看，正常人阴茎的勃起，至少需要充分的动脉血输入、有效阻断静脉血的回流和健全的神经反射通路配合。从这个意义上说，任何原因影响阴茎动脉血流灌注或静脉充盈障碍，均可导致阳痿。国外医学家研究认为，阳痿的发生与阴茎的供血动脉被动脉粥样硬化斑阻塞而致动脉供血不足有关。国内学者研究发现，阳痿患者的血液黏稠度明显高于正常人，红细胞变形明显异常，而且甲皱微循环也不正常。我们的研究也发现这种现象。从中医角度对以上结果加以分析，血管因素也好，血液流变学因素也好，都属于"瘀"的范畴。但这种"瘀"在临床上表现出的舌暗、舌有瘀点等瘀象较少，因此从宏观表象上很难发现。可见，不论从中医角度还是从西医角度看，阳痿的发生都与瘀血有关，血瘀是阳痿的重要发病环节。日本学者松下氏等亦认为泌尿外科疾患的共同的最基本的中医病理是瘀血阻滞。血瘀的形成比较复杂，我们在临床中发现主要与肝郁、湿热及肾虚关系密切。肝郁血瘀：肝藏血，主疏泄，调情志，每因情志不畅或突然的精神刺激及其他病邪的侵扰而导致肝气郁结。中医有气为血之帅，血为气之母，气行血则行，气滞血则瘀之理。《临证指南医案·郁》曰："因情志不遂，则郁而成病矣……

皆因郁则气滞，气滞久则必化热，热郁则津液耗而不流，升降之机失度。初伤气分，久延血分，延及郁劳沉疴。"肝郁气滞，血行不畅，或气郁化火，或耗伤阴血，从而形成瘀血病理产物。湿热血瘀：环境污染，食品残毒，饮食结构改变，以及嗜食辛辣和肥甘厚味，大量吸烟酗酒等，往往内聚痰浊或变生湿热瘀毒，中焦失运，精微失布，湿热内生下注，或感受湿热之邪，内阻中焦，宗筋失养而受灼，下焦气化不利，津凝为痰，血行不畅，痰瘀互阻，影响气血在阴茎中的宣布。肾虚血瘀：性生活过频或手淫过度，或所愿不遂，精未外泄，或同房、手淫忍精不泄，火郁结而不散，先天禀赋不足或素体虚弱，都可以导致肾阴或肾阳虚，阴损及阳，阳损及阴，出现阴阳两虚。肾阳具有推动、温煦、蒸腾、气化、激发以及固摄等生理功能，肾阳虚无力推动血液运行，则脉道涩滞而成血瘀。王清任在《医林改错》中指出："元气既虚，必不能达于血管，血管无气，必停留而瘀。"若肾阳不足，阳虚生内寒，寒凝经脉，气血运行不畅，则瘀血内生。肾阴亏虚，虚热内灼，耗伤营阴，脉络瘀阻。另外，跌打损伤，负重过度，强力行房，或为金刃所伤，损伤血络，皆可致血脉瘀阻，而成阳痿。正如清代韩善徵在《阳痿证》中所说"盖跌仆则血妄行，每有瘀滞精窍，真阳之气难达阴茎，势遂不举"。

中医认为阴茎为宗筋之所聚，阴茎之兴举，有赖于足够的气血充养宗筋，气血不足则发为阳痿。阳痿病因多为以下几方面：先天禀赋不足，气血亏虚；后天损耗太过，年少手淫过度或婚后恣情纵欲；长期思虑过度，情志郁结，伤及肝脾，肝失疏泄，脾不运化，气血生化乏源；或以酒为浆，过食辛辣及膏粱厚味，湿聚化热，湿热下注，阻遏阳道，致阳气不布，宗筋弛纵，痿废不举等。阴茎为肝经所属，阳痿的基本病机为肝经络脉瘀阻或血少失充。糖尿病、高血压等全身疾病导致阴茎动脉粥样硬化，就可以认为是络脉瘀阻或失充导致的阳痿。治疗时除针对病因、病机进行补肾、健脾、温阳、舒肝等治疗外，再辅以养血、通络，将有助于增强疗效，临床实践也证实了这一点。

阳痿的病机是肾虚为本、肝郁为标，本虚标实，并且相互影响，相互转化。这是因为肝肾同源，共居下焦，皆寄相火，肾藏精，肝藏血，精血互生，肝气疏，肾气充，则宗筋荣润，阳道可兴；又肾、肝为母子之脏，母病可以及子，子病可盗母气，故阳痿患者常肝肾症状互见。因而治疗阳痿仅"从肾""从肝"论治，均有失偏颇。在多年临证的基础上，我认为阳痿患者多为标本相兼，虚实夹杂。这类患者多数既有腰酸乏力，阴部发凉，脉细无力等肾虚的表现；又有性格内向、精神不振或胸闷不舒、烦躁易怒等肝气郁结的症状。综观舌、脉、症表现为一种肾虚肝郁证候。此外，肝郁、肾虚、湿热等因素都可以导致阴茎气血运行不畅，甚或瘀血阻滞于阴茎脉络，阴茎失去气血濡养则难以奋起，气滞血瘀，既可阻塞阳道使其不通，又可阻碍气血的运行与化生而成阳痿之症，血瘀可以看作阳痿的终极病机。

学生：为何消渴患者中阳痿的发病率较高？

老师：通过对糖尿病中医病因病机的探讨与研究，近年来临床上对糖尿病发病原因的看法较为一致，认为主要有过食肥甘、五志过极、房事不节、热病火燥及先天禀赋不足几个方面。对病机的认识，主要有以下几种。①阴虚燥热学说：认为其本在阴虚，燥热为标；②气虚学说：认为关键在于肺脾气虚，重点在于脾气虚；③气阴两虚学说：目前最具有代表性，认为本病发病机理为燥热伤阴，阴损气耗，致气阴两虚；④瘀血学说：此说经祝氏提出，引起了广泛的注意，许多人通过临床观察及实验研究后认为，瘀血为贯穿糖尿病发病始终的重要病机；⑤肝郁肝火学说。以上几种学说，在糖尿病发病中均可存在，分之各有局限，合之则较为完善。中国中医科学院西苑医院程氏等认为，糖尿病患者常因情绪紧张而加重病情，患者发生酸中毒和昏迷常与情绪障碍有关。肝主疏泄，调畅气机，若肝的疏泄功能正常，则气机通畅，水津输布正常；如肝失疏泄，则气机不畅、水津输布失常，如在此基础上，或五志过极，或肝郁化火，则上损肺津，中伤胃液，下耗肾水，可发为消渴。故认为，肝气郁结是消渴的主要病机之一，治当重视疏肝解郁、调畅气机。黄氏等认为，肾主蒸腾，肾阳在人体水津代谢中起主导作用，肾阳虚可见于消渴病的任何阶段，且在发病过程中占有十分重要的地位，临床治疗时应随时注意保护肾阳，即使阴虚热盛明显，在滋阴清热时，也应稍佐以温补肾阳之品。综上可以看出，从消渴发病的病因、病机、病位上来说，均与阳痿的发生机制有着千丝万缕的联系，阳痿与消渴的发病主要病位均在肾，消渴的患者本身存在诱发阳痿的基础，两者也可相互影响，曾有研究在治疗 2 型糖尿病患者的基础上，加用六味地黄丸，疗效明显。在辨证准确的基础上，对于病因相同的糖尿病伴勃起功能障碍者在治疗时可以"同根同治"。

【传承心得体会】

李曰庆教授认为糖尿病性勃起功能障碍，是由消渴病日久，气血渐衰，气血不行，脉络瘀滞，宗筋失充引起的。因此在治疗糖尿病性勃起功能障碍时，既要重视消渴病阴虚燥热的基本病机，又要重视脉络瘀阻的关键病机。治疗时要滋阴清热与活血化瘀并举，兼顾活血通络。方中生地黄、熟地黄、枸杞子、女贞子滋阴清热；当归、三七、黄芪补气活血，充实脉络；黄柏、黄连、天花粉清热润燥；蜈蚣、水蛭活血化瘀，祛风通络。李教授治疗糖尿病造成的血管性勃起功能障碍时常加入鬼箭羽，取其活血降糖兼具止渴之效。全方共奏滋阴泻火，活血通络之功。考虑患者糖尿病时间长，而且平日控制不佳，血管功能受损，存在器质性病变，单纯应用中药效果不佳，所以加用西药他达拉非，以提高疗效。

消渴病是由于先天禀赋不足，复因情志失调、饮食不节等原因所导致的以阴虚燥热为基本病机，以多尿、多饮、多食、乏力、消瘦，或尿有甜味为典型临床表现的一种疾病。消渴病发病率高、病程长、并发症多，发病率在成年人中已超过 10%，近年来发病率更有增高的趋势，严重危害人类健康，随着患病时间的延长，其致阳痿的发生率也逐渐升高。中医药在改善症状、防治并发症等方面均有较好的疗效。在医学史中，中医对本病的认识最早，且论述甚详。消渴之名，首见于《素问·奇病论》，根据病机及症状的不同，《黄帝内经》还有消瘅、膈消、肺消、消中等名称的记载。《黄帝内经》认为五脏虚弱，过食肥甘，情志失调是引起消渴的原因，而阴虚内热是其主要病机。由于消渴病易引起血脉瘀滞、阴损及阳的病变及发生多种并发症，在治疗糖尿病性勃起功能障碍时，既要重视消渴病阴虚燥热的基本病机，又要重视脉络瘀阻的关键病机。应以生地黄、玄参、天花粉、知母、麦冬等药物滋阴清热，以黄芪、人参、茯苓等益气，以山药、枸杞、熟地黄、山萸肉等调补肝肾，加以三七、蜈蚣、水蛭、地龙等活血通络。由消渴引起的阳痿多以虚为主，虚中夹瘀夹实，络脉郁滞日久，李教授多选用动物类药，以破血逐瘀，若患者病情较重，可酌情选用西药以提高疗效。对于无明显虚寒症状的消渴患者，尽量避免使用温肾壮阳等大热药物，徒伤其阴，使病情加重。

第三节　射精功能障碍

一、早泄

王某，男，35 岁，外地务工。

主诉：射精时间短近 6 个月。

现病史：患者诉近 6 个月以来，因外地来京工作缘故与配偶分居两地，同房时间无规律，近 6 个月每月同房 1 次，现患者感同房射精过快，插入阴道每次不足 1 分钟即射精，且有逐渐加重趋势，射精不能自我调控，近来出现自卑情绪。近 1 个月以来更是发现晨勃消失，勉强同房时阴茎勃起痿软不坚，甚至不敢与配偶见面，害怕性交失败。且患者伴有较严重的失眠、乏力、焦虑等症状。舌暗红，舌体胖大，苔黄微腻，脉弦细。患者曾在某男科医院治疗，治疗后无明显改善，且花费巨大，后就诊于某西医院，服药后射精时间有改善，但需要药物维持，且服药后出现头晕、嗜睡等症状。

刻下症：患者睡眠差，有乏力感，腰膝酸软，性欲较前下降，勃起硬度差，晨勃减少，大便不成形。舌暗红，舌体胖大，苔黄微腻，脉弦细。既往体健。专科查体未见异常。

西医诊断：早泄。

中医诊断：早泄（君相火旺，心肾不交证）。

治法：宁心安神，滋阴降火，疏肝调气。

方药：知母 10g，黄柏 12g，茯神 15g，酸枣仁 20g，五味子 10g，煅龙骨 30g，白芍 12g，金樱子 10g，川牛膝 10g，青皮 10g，石菖蒲 10g，远志 10g，山茱萸 20g，芡实 10g，生地黄 10g，柴胡 12g，煅牡蛎 30g。

注意事项：

1. 放松心情，保持良好心态。

2. 建议夫妻双方一起生活，规律性生活。

3. 建议夫妻双方可以做好两性沟通，避免精神紧张，营造一种浪漫、放松的环境。

二诊：患者诉药后即感心情舒畅，用药期间同房 3 次，均能顺利完成，两次射精可坚持 2 ~ 3 分钟，睡眠较前改善，同房紧张感减轻，舌暗红，舌体胖大，苔黄微腻，脉弦细。

方药：知母 10g，黄柏 12g，茯神 15g，酸枣仁 20g，五味子 10g，煅龙骨 30g，白芍 12g，金樱子 10g，川牛膝 10g，青皮 10g，石菖蒲 10g，远志 10g，山茱萸 20g，芡实 10g，生地黄 10g，柴胡 12g，煅牡蛎 30g，丹参 20g，水蛭 3g。

注意事项同前。

三诊：每周同房 2 ~ 3 次，每次性交时间在 7 ~ 10 分钟，勃起硬度满意，性欲提高，乏力感消失，大便成形。上方继续服用 14 剂，巩固疗效。

【师徒评案】

学生：老师，早泄是一个复杂的疾病，我们该从何入手？

老师：①重视男女同调。对于未婚青年男性或没有形成规律性生活的男性一般不会轻易给出早泄的诊断。许多患者婚前射精潜伏期尚感满意，婚后逐渐缩短；还有部分患者对射精潜伏期自我评价较好，常因对方感觉性生活不能满足而就诊。因此，早泄的出现往往不是男性单方面的问题，很有可能是夫妻双方的配合欠佳所致，在药物治疗的同时应当重视男女双方的共同调整。首先，需要保证服药期间能有规律的同房，这在患者随时体会和评价自己射精时间以及不断建立性自信方面有重要意义；其次，运用行为疗法也需要女方积极配合，具体有动 - 停结合法、阴茎挤捏法、阴囊牵拉法等。②中西医结合。在治疗早泄时常联合 SSRI 类药物。SSRI 类药物效果较为明确，但容易降低性欲、影响勃起功能，引起恶心、头晕等不良反应。从中医理论来认识此类药物，其性寒凉，具有镇静、固摄的功效，结合中医对早泄基本病机的认识，故多与补肾、清热、固涩之中药相结合，既能够增强疗效，亦可以减轻药物对性欲、勃起功能等的不良影响。③重视身心同治。本病患者大多有较大的心理压力，常表现为精神苦闷、焦虑、尴尬和抑郁等，这些不良情绪可进一步影响性欲望、生活情趣以及和伴侣的关系。而来门诊就诊的人群多属于青壮年群体，对早泄的认识尚不全面，且伴有对疾病的过度联想、担忧及恐惧感。研究表明，综合性心理行为治疗能显著提高患者的射精潜伏期，使控制射精变得更容易，夫妻双方对性生活的满意程度明显提高，性生活时焦虑、紧张或不安情绪明显降低。因此，在进行药物治疗的同时辅助进行心理疏导十分必要，一方面医生要引导患者对早泄形成一个正确的认识，尽量消除患者的恐惧和担忧；另一方面女方对男方的理解、支持和给予较高配合度也是患者克服心理障碍的重要保障。

学生： 早泄注重从肝肾、血瘀论治的原因及常见用药有哪些？

老师： 早泄一病虽主因君相火旺，扰动精室所致，但亦有淫欲太过之人，平素恣情纵欲，房事不节，施泄太过；或少年未婚，累犯手淫，以致戕害肾气，使封藏失司，精关失其固摄，不能随意启闭；或年老所致机体耗损太过，肾气虚衰，下元虚惫，不能统摄精血，因而引起早泄。如《诸病源候论》所言："肾气虚弱，故精溢也。见闻感触，则动肾气，肾藏精，今虚弱不能制于精，故因见闻而精溢出也。"因此，早泄的出现也有本虚的因素。此外，本病多发于年轻之人，本身涉世经历浅薄，对早泄认识不够全面，易受疾病带来的负面情绪影响，故情志抑郁也是早泄的重要特点。况"前阴者，乃宗筋之所聚"，为肝经所主，情志不畅，忧郁不舒，损伤肝木，肝之疏泄失常，或郁久化热都可动摇肾精之封藏。正如《古今医统大全·郁证门》云："郁为七情不舒，遂成郁结，既郁之久，变病多端。"常选用五味子、金樱子、白果为主药益肾敛精。其中，五味子性温而味酸，能补肾涩精止遗，乃补敛并具之佳品，善治梦遗泄精，无论寒热皆可配伍用之。金樱子味酸而涩，功专固敛，能固精止遗，常用于肾气不足，精关不固之遗精、滑精，《名医别录》曰其"能涩精气"。或与菟丝子、补骨脂、桑螵蛸、龙骨等补火助阳、固肾收涩药物同用，以益肾固精。白果具有甘苦涩平之性味，能补气养心、益肾滋阴，善收敛固涩，缩尿止遗。故将三药合用，治疗肾气亏虚，精关不固之早泄，效如桴鼓，应用时还可配伍桑螵蛸、山萸肉、益智仁、肉苁蓉、菟丝子等品益肾健脾、滋补肝肾，以增强收摄之力。此外，抓住临床患者情志不舒、肝气郁结的特点，肾乃作强之官，其机关之利需肝主疏泄的配合，心主神明的相助，如肝失疏泄，心神无主必然致关门大开，精则易泄，常合用《太平惠民和剂局方》逍遥散疏肝解郁，条达肝气，可配伍柴胡、白芍、当归、枳壳、白蒺藜、贯叶金丝桃等品，如郁而化热还可加牡丹皮、栀子、黄芩清泻肝火。

现代社会人们的饮食结构、生活习惯都较以往发生了巨大的变化，平素嗜食肥甘厚味、辛辣及吸烟酗酒，易使脾胃功能受损，运化不利，酿生湿热；或属痰湿体质，内因心情急躁，所欲不遂，郁而化火，外因地处湿热，生殖器藏污纳垢，皆可致湿热蕴结，流注下焦，扰乱精室，逼迫宗筋导致早泄，常伴有尿频、尿急、尿痛、阴囊潮湿症状，甚至诱发前列腺炎，出现局部坠胀疼痛、尿道口滴白等症状。加之"久坐少动"已成为当前大多数工作一族的常态，往往导致下焦气血瘀阻，蕴生痰浊。一方面瘀阻精窍，不通致痛，刺激精室过早排泄；另一方面，瘀阻阴茎脉络，影响肝经气血流注宗筋，出现痿而不举，或举而不坚，射精过快之症。患者多表现为小腹、会阴、腰骶坠胀疼痛，宗筋勃而易泄，射精刺痛不畅等症状。李曰庆教授临证时常选用丹参、九香虫、王不留行为主药活血化瘀通络。其中，丹参味苦性微寒，入心、肝二经，能通行血脉，临床用治多种血瘀病证。《本草正义》谓"丹参，专入血分，其功在于活血行血，内达脏腑而化瘀滞，外达关节而通脉络"，故可久服而利血脉。九香虫味咸性温，主入肝肾，能理气活血，补肾助阳，用治气血瘀滞，肾阳亏虚之阳痿、尿频、遗精效果极佳。王不留行味苦性平，善通利血脉，性走而不守，入下焦血分、水分，对治疗早泄瘀阻精道之证尤宜。治疗时将三药合用，能活血通络，振奋阳道，使精关开泄有常，还可配伍水蛭、蜈蚣、川牛膝等品增强通络祛瘀之力。此外，热邪既能"迫血而行"，亦能扰动精室"迫精而行"，精室热盛，泌精即快，除相火内盛，阴津不足外，湿热结于下焦往往是引起早泄缠绵难治的因素。因此，临证时常选用凌霄花、马鞭草、黄柏、苍术、栀子、薏苡仁等品清利下焦湿热。

【传承心得体会】

古代中医文献对于本病有所记载。清代沈金鳌《沈氏尊生书》曰："未交即泄，或乍交即泄。"《秘本种子金丹》中描述："男子玉茎包皮柔嫩，少一挨，痒不可当，故每次交合，阳精已泄，阴精未流，名曰鸡精。"陈士铎在《辨证录·种嗣门》中首先提出"早泄"病名。早泄的基本病机为因虚而精窍失约，或因实精窍失控，终致房事时精关不固，引起精窍开启过早。肾气不固，心脾两虚，封藏失职，精关失约，开合失灵；或阴虚火旺，湿热下注，热扰精室，精窍失控，均可致精关不固而引起早泄。非接触性射精、伪射精，是射精的低级形式，是一种难以维持或不能完成理性化的非自主排精，也是一种不能自我满足的性交障碍，伴有阴茎勃起不坚、不能实现足够的摩擦幅度与频率、或不能满足男性达到性高潮的射精表现。长期手淫或纵欲过度，致使宗气不足，心力劳伤，气血亏损，身体疲惫，房劳过盛，精液枯竭，或情感抑郁，同时又缺乏夫妇间密切的配合。这类患者阴茎能自然勃起，但举而不坚，勃起的阴茎在没有来得及纳入女方阴道，或正在插入阴道，尚未抽动便已泄精，阴茎随之疲软并进入不应期。这种性行为主要缺乏性感受，缺乏高潮期射精的感觉，其关键是阴茎无法维持强而有力勃起和稳定抽动，无法获得带有强烈刺激、摩擦抽动的欣慰感，这种不自主射精才是真正的早泄。某些全身性疾病如糖尿病、酒精或咖啡因中毒、脊髓病变以及神经症等都是引起早泄的重要因素。

在早泄治疗中，要注重兼顾勃起硬度，适当增加阴茎的勃起硬度，可使阴茎在阴道内的性交运动过程中增强其耐受能力。阴茎在性交过程中硬度持久的维持，不仅涉及阴茎海绵体及其相关小动脉血管平滑肌的松弛和血流动力学变化、神经血管调控的诸多环节，同时还涉及性交时对性器官刺激的感知、耐受及射精潜伏期全身心的反应。

早泄是临床治疗较为棘手的一种男科常见病，西医多用抗抑郁药治疗，有一定疗效，但停药后疗效难以巩固，且不良反应较多，临床应用受到一定的限制。李曰庆教授认为早泄一病，首当责之于心肾。心居上焦，为君主之官，神明之主，所行房事受心神支配，喻嘉言也在《医门法律》中提到"心为情欲之府"。肾居下焦，为作强之官，水火之宅，司精关开阖。心中所寄君火一旦为欲念所动，则心气下行于肝肾，肝肾相火起而应之，自然阳道振奋，泌精外出。这说明心肾相交，君相火动，肾中阴精得以气化是泌精的生理基础。然而心喜宁静，不喜过劳，若淫欲过劳则心火妄动，引动相火，频扰精室，精关大开，精液提早排出，君相火旺，伤津耗气，故常表现为阳事易举，举而易泄，或心中欲稍念动则精泄而出。肝属木，其性喜条达，其气主升，有调畅气机的作用，其功能正常与心肾相交关系密切。《外经微言》曰："心肾之交，虽胞胎导之，实肝木介之也。肝木气通，肾无阻隔；肝木气郁，心肾即闭塞也。"张锡纯《医学衷中参西录》指出："因肝属木，木之条上达，木之根下达。为肝气能上达，故能助心气之宣通，为肝气能下达，故能助肾气之疏泄。"可知，肝通过疏调气机以助心肾相交。本案患者射精快，眠差易醒，大便稍溏，小便黄，舌暗红，舌体胖大，苔黄微腻，脉弦细，辨证为君相火旺，心肾不交。治以宁心安神，滋阴降火，疏肝调气。方中知母、黄柏、生地黄清泄相火；茯神、酸枣仁、五味子养心安神；煅龙牡收敛固涩，镇心安神；川牛膝活血化瘀，引药下行；石菖蒲、远志安神定志，交通心肾；金樱子、山萸肉、芡实固肾涩精；柴胡、白芍、青皮疏肝调气，助心肾相交。

对于早泄的治疗，目前比较常见的治疗方法为：①中西医药物结合，西药主要有SSRI如盐酸舍曲林、帕罗西汀、达泊西汀等，其中盐酸舍曲林使用最为多见，联合中药方剂或中成药（根据中医证型选择），在临床使用中取得一定的疗效，但使用SSRI制剂出现的头晕、失眠、腹胀、消化不良等不良反应较为常见。②药物联合心理或行为疗法，心理疗法、行为疗法安全性高，无需任何费用，患者接受度高，在早泄的临床应用中较为常见，其中尤以行为疗法多见，虽然上述疗法经临床证实具有一定的疗效，但能否长期坚持是摆在夫妻之间的障碍。③药物联合针灸或穴位疗法，针灸具有简、便、廉、验的特点，虽然属于侵入性操作，但相关文献研究显示针灸治疗早泄疗效确切、操作简便、创伤小，具有较高的推广应用价值。

二、不射精症

李某，28 岁，男，信息技术行业。

主诉：不能阴道内射精 6 月余。

现病史：患者半年前结婚，发现与爱人同房时不能顺利射精，伴勃起硬度稍差，性欲较低，性生活每月 3~4 次，婚前曾有手淫史 4 年，频率较多，每周 2~3 次，自慰时能正常射精，射精潜伏时间约为 10 分钟，婚后手淫也可排出精液，不射精期间并无遗精现象。目前双方考虑备孕，故来就诊。

刻下症：阴茎勃而不坚，性欲减退，无法射精，同房后小腹刺痛，头昏乏力，手足不温，腰膝酸软，胸胁满闷，舌边紫暗，苔薄黄，脉沉涩。既往体健。专科查体未见异常。实验室检查：血、尿常规及肝功能检查均未见明显异常。

西医诊断：不射精症。

中医诊断：精闭症（肾虚血瘀证）。

治法：温肾化气，活血通络疏肝。

方药：肉苁蓉 20g，黄精 30g，生麻黄 20g，细辛 3g，白术 20g，柴胡 10g，白芍 20g，白蒺藜 30g，当归 15g，党参 20g，川牛膝 15g，石菖蒲 6g，郁金 15g，路路通 10g，水蛭 10g，蜈蚣 3g，鹿茸粉 2g，威灵仙 30g，制马钱子粉 0.5g（冲服）。水煎服，一天一剂，分两次，饭后温服。

注意事项：

1. 放松心情，抛弃压力，保持良好心态。

2. 普及性知识，要求性交时必须注意思想集中，感情融洽，并注意房事地点要安静，同时姿势要正确。

3. 可接受性治疗，双方要消除焦虑，全身心配合提高性兴奋。

二诊：用药期间同房两次均成功射精，唯精液量较少，射精感觉欠佳，勃起硬度较前改善，性欲增强，汗多、乏力等症状均有改善，余无不适。舌边淡暗，苔薄，脉细涩。

方药：肉苁蓉 20g，黄精 30g，生麻黄 20g，细辛 3g，白术 20g，柴胡 10g，白芍 20g，白蒺藜 30g，当归 15g，党参 20g，川牛膝 15g，石菖蒲 6g，郁金 15g，路路通 10g，水蛭 10g，蜈蚣 3g，鹿茸粉 2g，威灵仙 30g，制马钱子粉 0.5g（冲服），黄芪 20g，远志 10g。水煎服，一天一剂，分两次，饭后温服。

三诊：诉完成阴道内射精 2 次，性欲提高，自信心增强。嘱其继服前方一月，注意夫妻间配合，保持健康乐观的生活方式。后随访，射精正常，爱人已怀孕。

【师徒评案】

学生：老师治疗不射精病为什么要重视疏肝药物的运用？

老师：不射精症的主要病因为：①性知识缺乏；②性畏惧；③性生活不协调；④性刺激不足。从中可以看出导致该病的大多因患者处于紧张状态，而同时男性的性心理是十分脆弱的，不射精的发生反而会加重病情。所以在温肾活血的基础上要注重疏肝。临床中常用疏肝解郁药为柴胡、牛膝、白芍、青皮、郁金等。柴胡、白芍为逍遥散中之主药，可疏肝解郁、养血柔肝，且牛膝能补肾活血，可以增强活血化瘀的功效。而青皮、柴胡、郁金等运用，可以助行血、温肾阳，改善射精阈值，达到射精的目的。

功能性不射精症在新婚青年男性中较为常见，有些患者羞于启齿，贻误治疗。由于患者长期房事不畅，以致肝郁化火，精关失启，从而加重了精神负担，以后每次性交前都忧心忡忡，有压抑感，担心房事失败；加之妻子的埋怨，或自身的内疚和自卑而情绪低落，以致终日闷闷不舒。因此，治疗上要着重调肝疏肝。中医认为，肝主疏泄，主司情志活动的调节；肝之经脉绕阴器，过小腹，阴器为宗筋之会；肝性喜条达，除疏泄气血外，还可疏泄精液。当其疏泄失度时，则可导致不射精；肝的疏泄失常时，必然有肝气郁结或肝气上逆的病理变化，以致精瘀不射。因此，功能性不射精症治疗时当注重疏肝药物的运用。

【传承心得体会】

本病属于中医"精瘀""精闭""精不泄"的范畴，其病位在精室。中医认为本病基本病机是"精气亏虚，瘀血阻窍"，多夹兼证，病机特点为虚实错杂。临床上常运用"益肾填精，温阳化气，活血通窍"的基本思路治疗。本病常见证型有肾虚精亏、瘀血阻滞、气郁痰阻等。本病案患者多表现为肾精不足，气滞血瘀。

肾虚为本。中医学认为肾藏精，主蛰，主生殖，为封藏之本，兼施射精。中医学认为肾为先天之本，贯穿于人的生、长、壮、老、已全部过程，在调节人体相关神经、内分泌、免疫等系统方面发挥着巨大作用。《黄帝内经》云："二八，肾气盛，天癸至，精气溢泻，阴阳和，故能有子。"可见天癸是在肾精充盈到一定程度上产生的，是射精的主要动力之一，只有肾中精气保持充盈、满溢状态，才能有助于完成射精。肾在射精过程中的主要作用表现为肾气的推动。只有肾气充盈，才能有足够的力量将储存的精液射出去。何梦瑶在《医碥》中说："气根于肾，亦归于肾，故曰肾纳气，其息深深。"肾有"职司开阖"的作用，肾精亏损，一方面致无精可射或是精液量少而不足以射，发为不射精症；另一方面精关开阖失司，肾阳不足，精关开启无力，无法将精液射出去，最后发为本病。此外，不射精症患者多有频繁的手淫史，房事不节，损伤肾气，使精源化生不足，而致射精不能。可见肾虚是导致本病的根本。

血瘀为标。不射精症患者多发于性知识缺乏的年轻人，大多为追求射精时间的延长或未做好怀孕的准备，在性爱过程中忍精不射，导致瘀阻窍道，最后射精不能。正常的血液运行有赖于气的推动及脉道的通利。《血证论·阴阳水火气血论》说："运血者，即是气。"因此，只有气足够充盛，气机调畅，则气能行血，血液的正常运行才得以保证。反之，气的亏少则无力推动血行，发生血瘀的病变。同时，血又能载气，血虚而致气道不畅则致气滞。《血证论·吐血》说："血为气之守。"因为肾气为各脏腑气之根，只有肾气充盛，血行才能正常，"精室"为肾所主，与气血运行具有不可分割的密切关系，所以肾气和血运正常是相互作用的，共同维持着精液的正常分泌和排泄。"气为血之帅"，气的变化会导致血行或虚或瘀，影响精液的正常分泌和排泄。气虚则无力射精，气滞则精行不畅，精血同源，血虚精亦不足，血滞精亦不畅。李海松教授认为随着现代社会节奏越来越快，尤其是办公电子化，很多上班族久坐、加班熬夜，缺乏相应的体育锻炼，造成气血运行障碍，易为血瘀。故血瘀在当今社会是导致不射精症的常见病因之一。

射精的生理过程可分为精液泄入后尿道、膀胱颈关闭及后尿道的精液向体外射出三个过程，是由神经系统、内分泌系统和生殖系统共同参与的复杂生理反射过程，其中交感神经的兴奋起着主导作用。在性交时，性器官主要是阴茎头部感受性冲动，通过传入神经如阴茎背神经、阴部神经和骶神经传入脊髓泄精中枢和射精中枢，再通过传出神经支配效应器（输精管、精囊、壶腹、膀胱颈及前列腺），而诱发射精并伴随快感的过程。同时这种射精反射功能受大脑的控制，视、听觉性刺激可直接激活大脑的射精中枢，并通过脊髓外侧索下传到泄精和射精中枢，经传出神经而支配射精器官，诱发射精。如果射精通路任一环节发生功能或器质性障碍，均可导致射精障碍。根据患者平时有无遗精和通过手淫刺激能否射精，可将其分为功能性和器质性。功能性不射精症发病机制并未明确，有学者认为主要与下丘脑－垂体－性腺轴功能失调关系密切，排精动作主要受中枢神经系统支配，多种因素可导致阴部神经感觉和运动纤维敏感性降低，传导过程中中枢神经兴奋不足，难以达到射精阈值，从而影响射精动作。因此，治疗功能性不射精症主要以提高中枢神经兴奋性为主要途径，但单纯的西医治疗难以达到理想效果，联合中药治疗功能性不射精症可从整体角度出发，调节患者体质，提升神经传导兴奋性，可达到治疗目的。

不射精症的病机为肾虚为本，血瘀为标。在临床中不射精症的病因病机单因素的较少，常常兼夹他证，而且虚实夹杂，或虚中夹实，或实中带虚，并且相互影响，相互转化。本案患者勃而不坚、交而不射、性欲减退均为肾阳不足，气化无力，导致精关不开，方中麻黄温阳通窍。重用生麻黄治疗不射精症其意有二：一借麻黄发表之力宣上窍以利下窍，起提壶揭盖之用，且生用通窍之力强；二借麻黄温阳化气，助精关开阖有度，使精满则有力排出。

细辛性味辛温，辛者能散，温者能通，故善走窜全身，宣泄郁滞，祛风散寒，通利九窍。柴胡苦而微寒，善疏肝解郁，条达肝气，疏散之中又能推陈致新；白芍酸苦而甘，其性微寒，能养血柔肝，行血散邪；白蒺藜辛苦而性平，主入肝经，因本品苦泄辛散，其性宣行快便，功能疏肝而散郁结，尚入血分而活血。临床上常将柴胡、白芍、刺蒺藜三者合用，发挥"理气解郁，养血柔肝"之功效。重用白蒺藜，即借其长于疏通肝经循行之处郁滞窍闭，用于本病则能开通精窍。石菖蒲辛苦而温，辛开苦泄，温化阴邪，故善化痰开窍，除湿和胃，治疗不射精症之痰湿阻滞精窍最为对证。远志辛苦微温，因味辛通利，故能祛痰开窍，消散痈肿。郁金辛苦微寒，因亦具辛苦之味，故能解郁开窍，且其性寒，兼有清心之功。临证时将石菖蒲、远志、郁金三药合用，即取菖蒲郁金汤之意，增强化痰通窍之力，且三药均有活血之功，用之尤宜。马钱子苦温，有大毒，功善散结消肿，活血通络止痛。水蛭咸苦性平，有小毒，入肝经，走血分，行脉络，故善破血逐瘀，散结消癥，功效峻猛，用之治疗本病能够活血破积，通行络脉，使精室血行通畅，败精瘀血得除，精液盈满自能排出。临证时常将制马钱子粉、水蛭二药合用。蜈蚣、鹿茸粉为活血通络、温肾壮阳之品，通达肝脉，引血入宗筋，使其得以气血濡养而自能坚硬勃起。威灵仙性味辛温，辛者能散，温者能通，既能走表祛风，又通行十二经络，故善祛风除湿，通络止痛。路路通味苦性平，能祛风活络，利水消肿。

三、逆行射精

张某，男，32岁，厨师。

主诉：结婚3年未育。

现病史：婚后一直未避孕，性生活正常，多次同房后未见精液射出，偶有精液射出，量少，质稀，同房时有射精动作及快感，检查精液常规，精液量约0.1～0.3mL，均未发现精子，行性交后第1次尿液化验发现精子和果糖。

刻下症：性欲减退，伴勃起硬度不佳，双侧腹股沟及会阴部隐痛，腰酸乏力，健忘，纳可，眠差，二便调，舌暗红，苔白，脉沉细。既往糖尿病、睾丸炎病史。专科查体未见异常。

实验室检查：前列腺炎镜检见卵磷脂小体（+++），白细胞计数 0~5。生殖器、泌尿系彩超未见明显异常。

西医诊断：逆行射精。

中医诊断：无嗣（肾虚血瘀，瘀阻精道证）。

治法：益肾活血，疏通精道。

方药：白芍 30g，炒柴胡 10g，桃仁 10g，红花 10g，麻黄 10g，石菖蒲 10g，地龙 10g，射干 10g，当归 15g，川芎 15g，熟地黄 15g，炒枳实 10g，川牛膝 10g，桔梗 10g，丹参 30g，枸杞子 30g。14 剂，早晚饭后半小时各一包颗粒，免煎，开水冲服。

注意事项：

1. 放松心情，抛弃压力，保持良好心态。

2. 忌久站久坐，放松心态，适时同房。

3. 积极调整血糖，控制血糖水平。

二诊：患者诉神疲乏力、睡眠改善，但仍有性欲减退，伴勃起硬度不佳，双侧腹股沟及会阴部隐痛，腰酸，近期因妻子生理期未同房，纳可，二便调，舌暗红，苔白，脉沉细。

方药：白芍 30g，炒柴胡 10g，桃仁 10g，红花 10g，麻黄 10g，石菖蒲 10g，地龙 10g，射干 10g，当归 15g，川芎 15g，熟地黄 15g，炒枳实 10g，川牛膝 10g，桔梗 10g，丹参 30g，枸杞子 30g，蜈蚣 2 条。28 剂，早晚饭后半小时各一包颗粒，免煎，开水冲服。

注意事项同前。

1 个月后二诊：患者诉同房后在避孕套内见些许精液，色黄，且有射精抽搐感，勃起硬度较前改善，双侧腹股沟及会阴部隐痛、腰酸等症状消失，纳眠可。

2 个月后三诊：同房及手淫后发现精液量较前增多少许，色淡黄，有明显的射精感觉。舌稍暗，脉细。

【师徒评案】

学生：老师，逆行射精中西医论治该如何入手？

老师：对于逆行射精的治疗，中医方面主要把握住本虚标实的特点，注重血瘀的病理变化。故在应用活血化瘀时，若邪实当祛邪活血；若正虚应扶正活血。在选用活血化瘀药物时，多用养血活血之品，少用破血搜剔之药，以免耗伤气血。熟地黄，甘、微温，滋阴补血，益精填髓；当归，甘、辛、苦、温，补血活血，养新血。二者共为君药。桃仁，活血祛瘀；红花，祛瘀止痛，活血通经；川芎，行气活血；枳实，破气行滞。四者配伍，活血行血，共为臣药。柴胡、白芍疏肝柔肝；桔梗为舟楫之品，能通调水道，可宣通肺气，引药上行；牛膝补肝肾，强筋骨，逐瘀通经，引血下行，直达病所。四药共为佐药。麻黄可通九窍，调血脉，使三焦宣畅无阻，气机疏通，精道通畅。石菖蒲也可通九窍；麻黄配石菖蒲可通精窍，畅心神。地龙可通精窍，射干开通泄降。四药相配，助君臣活血调气通精窍，共为使药。中药药理研究表明，麻黄中麻黄碱、伪麻黄碱，是肾上腺素受体激动剂，可使交感神经节后纤维释放儿茶酚胺，能增强输精道的平滑肌收缩，对射精有促进作用；石菖蒲中的挥发油类似氨茶碱，具有松弛平滑肌的作用。诸药合用，补肾而不滋腻，祛瘀不伤正气，既能升阳，又能引邪下行，使气血调和，精窍通畅。

西医的治疗要根据导致该病的具体原因而定，常见的有药物治疗和手术治疗。

药物治疗：由糖尿病引起的应首先积极调整血糖水平，控制糖尿病相关并发症；对于炎症引起的逆行射精应行抗感染治疗。药物治疗对糖尿病、腹膜后淋巴结切除、交感神经切除等所致的逆行射精有较好疗效，常见的药物治疗多采取 α 肾上腺素能受体激动剂，这类药物均可通过刺激 α 肾上腺素能受体，增加膀胱张力，使部分或全部特发性逆行射精转变为顺行射精，防止逆流进膀胱。

手术治疗：由于精阜增生明显者导致的逆行射精，可经尿道作电切手术治疗。膀胱尿道镜检查也可起到这种尿道扩张作用。对某些解剖异常引起的逆行射精，可采用手术治疗，通过膀胱内括约肌成形术恢复膀胱颈的完整性，以阻止在射精时逆流。经常进行前列腺按摩可以帮助前列腺液顺利地从尿道排出，有助于解决逆流问题。

【传承心得体会】

患者性生活能达到高潮，并有射精动作和性快感，但没有精液从尿道口排出，而全部自后尿道逆行流入膀胱。检查前，患者排空膀胱尿液，性交或手淫射精后立即排尿或导尿，收集精液和尿液混合液进行离心处理后，检查精子和果糖进行定性。如射精后尿液中出现精子或果糖，定性为阳性，可诊断为逆行射精。

逆行射精在中医文献中无相关病名的记载，多归属于"无子""不育"的范畴，其病位在精室、膀胱。逆行射精属本虚标实，本虚以肾虚为主，标实以血瘀为要，血瘀贯穿疾病发展的全过程，是疾病发生、发展过程中的一个重要因素，也是逆行射精的病理产物之一。无论本虚或标实，治疗上着眼于益肾活血，辨证施治。本病常见证型有肾气亏虚、气血瘀滞、湿浊瘀阻等。本病之基本病机特点是精道不通、肾气不固。逆行射精主要病因有：饮食不节，过食肥甘厚味，酿生湿热，或外感湿热，湿热下阻；情志不遂，郁怒伤肝，肝失疏泄，气机逆乱，精随气逆；久病体弱，或恣情纵欲，损伤肾气，肾虚膀胱不约，以致房事精液倒流；瘀阻精道，跌仆损伤，或久病入络，或房事不慎，精道损伤，精液不归精道，而逆流膀胱。

而从西医来讲，逆行射精是由于膀胱括约肌关闭不全而尿道膜部括约肌处于收缩状态，导致部分或全部精液逆行射入膀胱。逆行射精的病因多为器质性（膀胱内括约肌关闭不全）或药物性因素，其具体的病因主要有四个。①器质性因素：先天性疾病如尿道瓣膜症、膀胱憩室、先天性脊柱裂等。②药物因素：抗精神病、抗高血压药物等。③神经因素：多种因素导致支配膀胱颈部的神经功能失常。④医源性因素：主要包括各种膀胱颈部和前列腺手术，胸腰部交感神经切除术，腹膜后广泛淋巴结清除术及其它的盆腔手术，导致神经根切除或损伤，使膀胱颈部关闭不全，发生逆行射精。逆行射精的西医治疗方法很多，治疗方法主要根据致病原因来缓解症状，比如根据病因选择药物治疗、手术治疗、人工授精等，也可几种方法联合应用。①药物治疗：西药多选用麻黄碱、左旋多巴等。一方面是促使交感神经末梢释放递质，间接发挥拟肾上腺素作用，提高膀胱内括约肌的关闭能力。另一方面是阻止神经末梢对去甲肾上腺素的重吸收，以增强肾上腺素能活性。还可合成去甲肾上腺素、多巴胺，提高射精中枢的兴奋性，有助于提升射精效果。②手术治疗：多适用于解剖异常和医源性导致的逆行射精。解剖异常者多采用恢复膀胱颈部完整性的手术来恢复顺行射精。③人工授精：逆行射精给患者带来最大的痛苦多来源于生育困难，对于性生活质量要求不高且完成生育是其主要任务的患者，可采用从膀胱采集精子做人工授精，完成生育即可。

逆行射精的注意要点有三条。①中断排尿锻炼方法：每次排尿到一半时，停止排尿，然后再次排尿，反复练习锻炼。主要目的是增强射精牵涉的肌群的力量。②服用中药进行调节：可以在医生的指导下，选用一些能够调节生殖系统、性器官功能的药物进行调节。③避免过频性交或自慰，或有意识地节欲，养成规律的性生活。

四、射精痛

患者，男，38 岁，出租车司机。

主诉：间断射精痛伴会阴坠胀 2 年。

现病史：2 年来性生活次数较多，射精时间段出现疼痛，呈针扎样，持续时间不长，伴有腰骶、会阴部坠胀不适，乏力感，心情郁闷。当地医院诊断为"射精痛""前列腺炎"，自行口服抗感染药物治疗后，疼痛缓解不明显，对性生活产生畏惧感，多处求医，各项检查未见明显异常，特来求诊于中医治疗。

刻下症：肛门坠胀疼痛，憋尿后加重，矢气后好转，尿频 20 分钟 1 次、尿等待、排尿困难，纳可寐差，夜尿 4~5 次，大便正常。个体自营，压力不大，不嗜烟酒，不熬夜，长时间驾车、久坐。舌暗红苔黄，脉弦涩。否认糖尿病、高血压等，否认外伤史。

西医诊断：射精痛，前列腺炎。

中医诊断：精浊（气滞血瘀证）。

治法：活血化瘀，疏肝解郁。

方药：丹参 20g，炒王不留行 20g，白芍 30g，炙甘草 10g，醋延胡索 15g，炒川楝子 10g，醋青皮 10g，北柴胡 10g，黄芪 30g，白果 12g，木香 10g，五味子 15g，乌药 10g，茯苓 10g，槟榔 10g，升麻 6g，合欢皮 15g，烫水蛭 6g。14 剂，每天一剂，水煎服，分两次饭后温服。

注意事项：

1. 放松心情，保持良好心态。

2. 适当休息、避免过频性生活，忌烟酒、辛辣刺激性食物，避免久坐。

二诊：服药 2 周后，性生活射精后疼痛次数减少，疼痛持续较前缩短 2 次，会阴部坠胀感减轻，尿频好转、坠胀减轻、尿较前畅、会阴不适疼痛减轻、夜尿 2～3 次。舌淡红，苔薄白，脉弦细。

方药：丹参 20g，炒王不留行 20g，白芍 30g，炙甘草 10g，醋延胡索 15g，炒川楝子 10g，醋青皮 10g，北柴胡 10g，黄芪 30g，白果 12g，木香 10g，五味子 15g，乌药 10g，茯苓 10g，槟榔 10g，升麻 6g，合欢皮 15g，烫水蛭 6g，巴戟天 15g，山萸肉 15g，远志 10g，防风 6g，首乌藤 30g。14 剂，每天一剂，水煎服，分两次饭后温服。

注意事项同前。

2 个月后复诊：射精后几无疼痛，心情愉悦，乏力感消失，小腹、会阴坠胀感消失。

【师徒评案】

学生：老师，射精痛的诊疗该从何入手？

老师：射精痛伴有前列腺炎是中青年男性常见疾病，病因复杂，千人千面，身心症状明显。虽然方法很多，但多是经验性治疗，同时面临着挑战，与循证医学的要求相距甚远，治疗结果并不令广大患者满意，目前也没有统一、规范的治疗方案。在中医辨证论治的同时，结合现代医学的观点辨病，利用现代医学的科学检查方法进行检查，将西医实验室检查、临床症状体征和中医证候相结合，明确诊断，有针对性地进行治疗。针对不同的病理特点，进行有针对性地用药治疗。如活血化瘀类的中药具有抗炎及促进局部微循环的作用，对缓解疼痛有一定的疗效，所以在治疗射精痛时要将辨病与辨证相结合，将中医西医相结合进行治疗。

【传承心得体会】

射精痛多伴有泌尿系统的感染，结合本例射精痛患者伴有下腹及会阴坠胀，检查无泌尿系统结石等问题，治疗当结合前列腺炎治疗，病位常与心、肝、肾有关，但病理因素主要与湿热、血瘀的相互作用密不可分，所以不论从病因方面，还是从西医解剖及治疗反应等方面来看，其病机关键是前列腺部位的瘀阻所致。中医学认为这种疼痛主要是由瘀所致，符合"瘀滞则肿""瘀滞则凝""不通则痛"等理论。同时对疼痛的认识还有"不荣则痛"的机制。"不荣则痛"主要因外邪侵袭或因脏腑功能不足，导致机体内气血阴阳不足以使脏腑筋脉失于濡养而导致相应部位的疼痛。从病因来看，射精痛伴有前列腺炎均是由不良的生活方式所致。如常见的夫妻性生活不规律、嗜食辛辣厚味之品、久坐熬夜、长时间忍精不泄、寒冷刺激等，各种因素导致脉络瘀滞，不通则痛。李教授在治疗射精痛伴有慢性前列腺炎时，活血化瘀贯穿始终，取得满意的临床疗效。如临床常用丹参、王不留行、水蛭、土鳖虫、蜈蚣这些活血药物以达到祛瘀通络的目的，同时加以行气药物如川楝子、青皮、白芷以行气止痛，因气为血之帅，气行则血行，诸药合用可起到活血止痛，行气通络之功效。其次，对于射精痛，注重活血化瘀的同时，又要根据患者不同的临床表现加以辨证论治。生活压力的增加，生活作息的不规律，日久可致肝失疏泄，气机郁滞，气滞可加重血瘀，可出现小腹、会阴、阴囊部胀痛，尿频等。上述实邪日久，耗伤精气，可致脾肾气虚，进而表现为小腹、会阴、腰骶部坠胀疼痛，同时患者整体感觉神疲乏力，纳少不运，气少言微，下肢酸重等。另患有此病者，大部分心理负担较重，医生在给予药物治疗的同时，还要与患者多沟通，进行适当的心理治疗，增强患者的治疗信心，减轻心理负担，这正是中医"整体观念"的体现。在辨证论治中注意加强应用通络药物，这有助于祛除诱因、改善慢性充血、促进引流及调整患者整体功能。再次，从中医方面，阴阳的失衡为其病机之一，《黄帝内经》中指出"阴平阳秘，精神乃治"，说明阴阳平衡人体才能健康。李教授认为此病久伤及肾，阴阳失衡，失于温养濡润而导致相应部位的疼痛，久病入络，血脉瘀滞，故在活血化瘀的基础上，需微调阴阳，温阳滋阴不宜过度，患者久病体虚，瘀血阻络，过用温阳之品，可进一步耗伤正气，正如《黄帝内经》所说的"壮火食气"；滋阴之力过度，脾胃滋腻明显，从而加重络脉瘀阻，二者可加重病情，故需微调阴阳，阴中求阳，阳中求阴。对于前列腺炎的治疗，黄氏等人提出应该建立宏观与微观相结合、定性与定量相结合、药性与药理相结合、治疗和预防相结合、个体化的综合治疗方案。

　　射精痛绝大多数是由于泌尿系统发生病变而引起，但是也可由于心理因素或者性生活不当等导致。射精痛病因多归结为疾病因素和非疾病因素，疾病因素又分为感染性因素和梗阻性因素。①疾病因素：感染性因素多见于如前列腺炎、精囊炎、附睾炎、尿道炎、龟头炎等生殖器官感染，这些因素可以导致局部充血肿胀，进行射精动作会刺激炎症病灶引发疼痛。梗阻性因素如尿道狭窄、尿结石、尿道息肉、前列腺增生、肿瘤等梗阻性疾病会使排精子的通道狭窄而导致射精痛。②非疾病因素：多由于心理性因素，比如压力过大、精神焦虑等心理因素可以引起射精痛，还有一种是功能性原因，如性交次数频繁、动作粗暴、过于兴奋也可以引起射精痛。本例患者射精痛表现明显，且舌象、脉象均属于气滞血瘀的类型。方中丹参、王不留行、白芍、延胡索、川楝子等药活血化瘀、行气通络止痛，配以水蛭等血肉有情之品破血逐瘀、专入下焦。黄芪、青皮、木香、合欢皮等助气行血，以达到活血化瘀之效。方中白果、五味子、乌药、茯苓、槟榔温中有补，利而不峻以改善排尿困难等症状。所以在前列腺炎以疼痛明显的患者中治疗要首重病机，注重化瘀通络的运用，同时将辨证与辨病相结合，并要强调治病需"微调阴阳"的用药准则。

第四章 男科杂病

第一节 精索静脉曲张

孙某，男，32 岁。

初诊：2020 年 9 月 2 日。

主诉：左侧阴囊部肿胀疼痛 5 年。

现病史：患者 5 年前因过度用力移动重物后，发觉左侧阴囊部肿胀微痛，有坠胀感，捏之疼痛，此后遇劳动后疼痛加剧，休息则轻，曾多次治疗未效而转我科治疗。

体格检查：左侧精索肿胀，站立时可触及曲张静脉如一团蚯蚓，皮色不变。

中医望闻切诊：舌质暗红，边有暗瘀点，脉弦微涩。

西医诊断：精索静脉曲张。

中医诊断：精索静脉曲张（久劳伤留，阻滞筋脉证）。

治法：理气散结，活血通络。

方药：醋青皮 15g，川楝子 10g，莪术 20g，三棱 18g，土鳖虫 12g，荔枝核 18g，橘核 20g，乌药 20g，炙甘草 10g。14 剂，水煎服，每日 1 剂，分早晚 2 次服用。

服药 14 剂后，阴囊肿胀消失一半，劳累亦不觉胀痛。再服 10 剂后症状完全消失。

【师徒评案】

学生：老师，临床对于精索静脉曲张是选择西医治疗还是中医治疗，有什么诊疗规范？

老师：对于精索静脉轻微曲张，临床症状不明显，尤其是未婚年轻人或已婚生育正常者可不予处理。若有轻微症状，可用阴囊托带或穿护身裤，促进血液回流，减轻临床症状。应避免性生活过度，减少盆腔及会阴部静脉充血。

药物治疗包括口服迈之灵片、枸橼酸氯米芬片等，对于轻度精索静脉曲张患者可获得一定疗效。中重度精索静脉曲张临床上主张以手术治疗为主。手术指征：①精索静脉曲张伴有精液检测异常，包括精子数目减少、活力降低和形态异常；②对于不育患者，存在精液质量异常，排除女方因素；③青少年精索静脉曲张患者，尤其伴有睾丸体积缩小者，尽早手术，可防止成年后的不育；④轻度精索静脉曲张患者，经随诊分析发现精液质量异常者应手术治疗。以上情况的患者均有手术治疗指征。

精索静脉曲张相当于中医之"筋疝"范畴。本病多由于外感寒邪、饮食不节、七情内伤、劳力过度，导致瘀血内停，阻于络脉而为患。辨证分为寒凝肝脉证、血瘀络阻证、湿热夹瘀证。合并不育是较典型的以瘀滞为突出特点的病证，相当于《素问·平人气象论》中的"疝瘕少腹痛"之证。该病病位在肝，肝气郁结也是基本病机之一。肾精亏虚为本，血脉瘀阻为标，二者互为因果，导致不育。治疗大法应补益肝肾、活血化瘀为主，佐以益气升提。药理研究表明活血化瘀药物可以改善组织缺血缺氧状况，增加毛细血管开放数目，降低毛细血管通透性，提高容量血管张力及改善微循环，促进组织缺血缺氧造成损害的修复。某些精索静脉曲张患者，可以采用手术方法结合中医中药治疗，疗效更好。

【传承心得体会】

精索静脉曲张是指精索静脉回流受阻或静脉瓣膜失效，血液反流导致精索蔓状静脉丛的伸长、扩张及迂曲。多见于青壮年男性，青春期之前较少发生，在男性人群中的发病率为 5%～20%，占男子不育人群的 35%，尤其见于经常增加腹压的男性，例如呼吸困难患者，经常便秘患者，以及站立工作时间久者。因为特殊的解剖结构和血管走形，精索静脉曲张通常以左侧发病为多。本病相当于中医之"筋疝"范畴。本例患者辨证为久劳伤留，阻滞筋脉。治以理气散结，活血通络，取得了良好的效果。临床需要注重西医学的诊断，中西医结合治疗。

第二节　泌尿系统结石

王某，男，45岁。

初诊：2020年6月16日。

主诉：腰腹部胀痛，并向尿道放射3年。

现病史：患者自诉从3年前年初开始出现腰部和腹部胀痛，并向尿道放射，偶见尿血。2017年就诊于当地医院，泌尿系彩超诊断为肾、输尿管结石，并行体外碎石治疗3次。后每年均需行碎石治疗，今已3年余。患者不堪其苦，遂求治于中医。

体格检查：患者腰腹部疼痛，并向尿道放射，肾区叩击痛，肉眼血尿。

辅助检查：B超检查示肾下盏及右侧输尿管多发性结石，右肾积水。

中医望闻切诊：舌淡红，苔白稍腻，脉滑。

西医诊断：肾下盏及右侧输尿管多发性结石并右肾积水。

中医诊断：石淋（肾虚湿停，气滞血瘀证）。

治法：温阳化湿、排石行气、活血止痛。

方药：金钱草10g，海金沙10g，肉苁蓉10g，补骨脂10g，鸡内金9，乌贼骨10g，鱼枕骨6g，怀牛膝10g，丹参12g，黄芪20g，甘草6g。14剂，水煎服，每日1剂，分早晚2次服用。

服药14剂后，痛大减，然未有结石排出。

二诊：于原方加穿山甲10g，王不留行30g，石韦12g。

服14剂后疼痛消失，并先后排结石3块。

三诊：复查B超，已无肾积水，肾、输尿管仍见多发结石。

方药：金钱草10g，石韦15g，海金沙10g，穿山甲12g，补骨脂10g，泽泻 12g，王不留行 15g，马鞭草 15g，鱼枕骨 9g，怀牛膝 15g，琥珀 1g（冲服），鸡内金 10g，生甘草 6g。水煎服，日 1 剂。服药 14 剂，自诉隔日则有小结石排出，每次 1~2 块，患者欣喜异常。

四诊：上方去琥珀，加十大功劳叶 15g，丹参 20g。服药后仍隔日则见结石排出，唯近一周已未见结石排出，行 B 超检查，未见结石。嘱患者多饮水，减少动物蛋白的摄入，保持低钠、高纤维饮食，增强锻炼等，患者满意而归。

【师徒评案】

学生：老师，临床对于尿石症患者如何做到重视愈后处理，减少复发？

老师：排石后，患者应积极改善生活习惯和饮食结构，并加强体育锻炼，这样对防止结石复发，有重要的意义。如在生活中应注意多饮水，减少动物蛋白的摄入，保持低钠、高纤维饮食，少食巧克力、腌制品、咖啡、浓茶等，以减少草酸及其前体的摄入；少饮含糖或酒精饮料等。房劳过度也可造成本病的发生或复发，如张锡纯所言"石淋之证，因三焦气化瘀滞，或又劳心、劳力过度，或房劳过度，膀胱暗生内热。内热与瘀滞煎熬，久而结成砂石，杜塞溺道，疼楚异常"。因此患者应当保持健康的性生活，并尽量避免劳累过度，并且应积极锻炼身体。治疗后对患者详细指导和解释，务求使患者理解其重要性，从而能够主动配合。

【传承心得体会】

尿石症包括肾结石、输尿管结石、膀胱结石和尿道结石，临床分为上尿路结石（肾、输尿管）和下尿路结石（膀胱、尿道），以疼痛、尿血为主要症状，给患者造成极大的痛苦。从临床流行病学调查来看，目前本病的发病率，无论南方地区和北方地区，或是男性和女性，都有了明显的升高。结石形成后可导致尿路堵塞，损伤肾实质和肾功能，也可导致尿路感染，甚至导致肾积脓或肾周围炎，对人体健康危害极大。因此，对本病进行积极防治，有着极为重要的意义。西医认为本病只是机体多种疾病的一个表现。结石的病因较为复杂，其中大部分尿石症的发病原因仍不清楚。研究表明尿路狭窄、尿流缓慢、尿路感染，以及多种内分泌代谢疾病可以造成该病的发生；药物影响如磺胺类药物、维生素 D 等的长期服用，也可造成尿石症的发生。临床流行病学调查表明，饮食结构、生活习惯与本病关系密切，饮水过少、动物蛋白摄入过多、食物的精细、运动量的减少等，不仅与该病的发生有直接的关系，并且是引起本病发病率提高的重要原因。

中医对本病的治疗上有着广阔的前景。中医认为本病属于"石淋""砂淋"等病的范畴。其病机以肾虚为本，湿热为标。盖肾虚则气化不利，水液运行失常，复因湿热之邪下注膀胱，煎熬尿液，结为砂石。《诸病源候论》曰："石淋者，淋而出石也……肾虚为热所乘，热则成淋。"《丹溪心法》言："诸淋所发，皆肾虚而膀胱生热也。"其治疗以补肾、清热、利湿、化石、排石为主。目前以自拟排石类方，灵活辨证论治，取得了较好疗效。本例患者证属肾虚湿停，气滞血瘀，予温阳化湿、排石行气、活血止痛，加减变化使用中药处方，取得了良好的疗效。

针对尿石症的治疗，应重视以下几点。

1. 补肾利湿排石为主，兼顾他脏

李曰庆教授认为：人体水液代谢的障碍是结石形成的根本原因。以肾主水而司二便，"膀胱为州都之官，气化则能出焉"，若肾脏一虚，气化不利，水液不行，则每致本病发生，故治疗本病多从肾着手。然而人体水液的正常代谢尚赖肺之宣发肃降通调水道、肝之疏泄、脾胃之升清降浊功能等，是依靠五脏相互协同，共同完成的。任何一脏功能异常，均能导致水液代谢的异常，从而导致本病的发生。因此，在治疗上，除治疗肾外，不能忽视其他脏器的影响。中医治疗本病，应以整体调节为重，不能单纯依靠排石。故在临证中，经常于补肾利湿的基础上，配合以宣肺利水、疏肝理气、健脾燥湿等方法，使治疗达到最佳效果。

2. 气、瘀、痰、湿治疗，各有侧重

李曰庆教授认为，结石作为一种病理产物，形成以后又成为一种病因，从而导致新的病理变化。气滞、血瘀、痰阻、湿停，均易促进结石的形成。结石形成后又加重气机的阻滞，使气机更为不畅，从而又使血易瘀滞、湿易内生，而痰饮易成等。且郁久化热，正气内伤，则寒热虚实，纠结夹杂，使病情和治疗都变得更为复杂。李曰庆教授于临证中往往根据实际情况，分别佐以理气、化瘀、祛痰、利湿等法，于寒热虚实之间细辨详究，从而使其治法更为完善。由于临床患者脏腑盛衰各有不同，导致气、瘀、痰、湿的情况也各有轻重，临床上，既要注意到气、瘀、痰、湿等病理因素的影响，标本兼顾，同时对其治疗又应该各有侧重，这样才能取得较好的疗效。

3. 重视现代研究，辨证使用

现代中药药理研究表明，许多中药对尿石症有很好的疗效。如金钱草、瞿麦、车前子、海金沙有明显利尿作用，可增加尿素、尿酸、氯化钠的排出，使尿液呈弱酸性，促进碱性结石的溶解；厚朴、枳壳可增强平滑肌的兴奋性，促进输尿管的蠕动；大黄、厚朴、枳实，不仅能抗酸消炎，还能调节尿路平滑肌的舒缩，有助于结石在尿路上的移动；栀子炭、黄柏炭、大黄可抗菌消炎，碱化尿液，有助于酸性结石的溶解；山药可增强膀胱收缩功能，促进利尿排石等。这些理论为中药的应用拓宽了思路。李曰庆教授对这些现代中药理论的研究非常重视。他指出，现代中药药理的研究，为中药治疗尿石症提供了更强的针对性，应积极学习和掌握。但中药的使用不能简单依靠现代药理研究成果，正确的方法应该是在辨证论治的基础上进行细致筛选。西医对结石性质如酸性、碱性等认识更为准确，参照西医的研究，在辨证论治的基础上有针对性地使用中药，可以很好地提高临床治疗效果。

第三节　男性更年期综合征

张某，男，55岁。

初诊：2020年10月12日。

主诉：性欲下降伴失眠1年，加重3个月。

现病史：患者1年前出现性欲下降，睡眠不佳，曾于外院就诊，给予中药汤剂治疗，效果改善不显著，近3个月症状加重，遂来院就诊。

刻下症：易疲劳，精神差，烦躁易激动，时有心悸气短，失眠多梦，记忆力下降，性欲降低，腰部发凉，双下肢酸软无力，食欲差，大便偏溏，夜尿2~3次，舌暗淡苔白，脉弦细。既往高血压病史，控制尚可。理化检查未见明显异常。

西医诊断：男性更年期综合征，虚劳。

中医诊断：男性更年期综合征（心肾不交证）。

治法：益肾宁心，交通心肾。

方药：酸枣仁汤合右归丸合逍遥散加减。

熟地黄10g，山萸肉10g，枸杞子12g，菟丝子12g，肉桂9g，巴戟天10g，柴胡9g，枳壳9g，白芍12g，黄连9g，五味子12g，丹参15g，盐杜仲15g，淫羊藿12g，当归10g，炒酸枣仁20g，炙甘草6g。7剂，水煎服，每日1剂，分早晚2次服用，同时给予心理疏导，调整情绪。

二诊：2020年10月19日。

刻下症：睡眠、精神好转，腰部发凉减轻，食量增加，大小便正常，舌淡苔白，脉沉细。上方继服7剂。

三诊：2020年10月26日。

刻下症：患者就诊时心情舒畅，食欲佳，睡眠可，性欲有改善，晨勃出现，舌淡红苔白，脉沉。

方药：原方去五味子、炒酸枣仁，加水蛭、蜈蚣、九香虫以温阳活血通络，改善性功能。继续服药21剂后患者诸症悉除，性生活基本满意。

【师徒评案】

学生：男性更年期患者重视程度不够或者中药治疗效果不好，该从何入手？

老师：男性更年期综合征是中老年男性生命过程中特定时期出现的一种临床症候群，主要特征是性欲和勃起功能减退，尤其是夜间勃起；情绪改变并伴有脑力和空间定向能力下降，容易疲乏、生气和抑郁；肌肉体量减少，伴有肌容量和肌力下降；体毛减少和皮肤改变；骨骼矿物质密度下降，骨量减少和骨质疏松；内脏脂肪沉积。上述症状不一定全部出现，可能以某一种或某几种症状更为明显，可伴有或无血清睾酮水平降低。大多数女性患者对于更年期有比较好的认识或者积极采取治疗或者干预，而男性更年期依然需要关注，这就需要我们男科医生在临床和科普活动中多宣教，让男性患者平稳度过更年期。在临床诊治中一定要注意肾精亏虚是病机之本，肝郁气滞贯穿疾病始终，气血亏虚是病机特点。要辨证分型开具处方，分清侧重，灵活加减变化，注重中西医结合在临床上的合理应用和患者的心理疏导，才能收到预期的效果。具体的辨治经验可以归纳为以下几个方面：①睾酮水平下降是其西医学病理本质；②综合多种方法谨慎诊断；③补肾疏肝是基本治则；④规范睾酮补充治疗；⑤结合治疗是趋势。

男性更年期综合征临床表现复杂多样，中医以望闻问切收集的病史资料有限，很容易出现误诊、漏诊，而西医学诊断方法多样，结合西医学的辅助诊断手段，能够使得诊断更为准确，减少漏诊和误诊。另外，西医学对男性更年期综合征的病理机制认识深刻，雄激素缺乏是公认的病理机制，故西医学又称之为迟发性性腺功能减退症。但是，临床中单纯的雄激素补充治疗并不能解决男性更年期综合征的所有问题，而中医药在治疗男性更年期综合征中具有一定的优势，二者优势互补，则能够更好地解决男性更年期综合征为患者带来的困扰。如雄激素替代治疗对于改善性欲、勃起功能等方面优势明显，但是对于患者情志不畅、乏力、腰酸痛等相关症状效果不佳，而中医药却具有明显优势，在临床辨治中兼以疏肝解郁、健脾益气养血、补肾温阳等则可以有效解决此类症状。

【传承心得体会】

男性更年期综合征是中老年男性在生命过程中特定时期出现的一种临床症候群。主要特征是性欲和勃起功能减退，尤其是夜间勃起减少；情绪改变并伴有脑力和空间定向能力下降，容易疲乏、生气和抑郁；肌肉体量减少，伴有肌容量和肌力下降；体毛减少和皮肤改变；骨骼矿物质密度下降，骨量减少和骨质疏松；内脏脂肪沉积。上述症状不一定全部出现，可能以某一种或某几种症状更为明显，可伴有或无血清睾酮水平降低。男性更年期一般发生于 50~65 岁年龄段。据国外研究报道，大约 40% 的中老年男性可能会出现不同程度的更年期症状和体征。中医学虽无此病名，但在大量中医古籍中有关于此病症状、病机的描述。如《素问·阴阳应象大论》云："年四十，而阴气自半也，起居衰矣。年五十，体重，耳目不聪明矣。年六十，阴痿，气大衰，九窍不利，下虚上实，涕泣俱出矣。"《千金翼方·卷十二·养老大例》曰："人年五十以上，阳气日衰，损与日至，心力渐退，忘前失后，兴居怠惰，计授皆不称心。视听不稳，多退少进，日月不等，万事零落，心无聊赖，健忘瞋怒，情性变异，食饮无味，寝处不安。"这些记载和更年期的表现较为一致。中医学多将其归属于"虚劳""心悸""不寐""郁证"等范畴。

对于男性更年期综合征的病因病机，李曰庆教授认为：

1. 肾精亏虚是病机之本

《素问·上古天真论》言："丈夫八岁，肾气实，发长齿更；二八，肾气盛，天癸至，精气溢泻，阴阳和，故能有子；三八，肾气平均，筋骨劲强，故真牙生而长极；四八，筋骨隆盛，肌肉满壮；五八，肾气衰，发堕齿槁；六八，阳气衰竭于上，面焦，发鬓斑白；七八，肝气衰，筋不能动，天癸竭，精少，肾脏衰，形体皆极；八八，则齿发去。肾者主水，受五脏六腑之精而藏之，故五脏盛，乃能泻。今五脏皆衰，筋骨解堕，天癸尽矣。故发鬓白，身体重，行步不正，而无子耳。"肾藏精，主生殖，故肾精是男性生殖的根本，而从五八开始，肾精由充盛而逐渐趋向亏虚，天癸的生成亦随之而减少，甚至逐渐耗竭，生殖能力亦随之而下降，以至消失。而由于肾精亏虚，肾气日渐衰退，天癸将竭，肝阴亏损，脾失健运，心肾不交，脑失所养，以致阴阳平衡失调，脏腑功能紊乱，从而出现性欲下降、阳痿、烦躁、易怒、乏力等男性更年期综合征的相关症状表现，故肾精亏虚是其病机之本。

2. 肝郁气滞贯穿疾病始终

肝属木主风，为厥阴风木之脏，为将军之官，其性刚烈，喜条达，恶抑郁，主要功能为主疏泄，主藏血调血，是维持和调节人体脏腑功能的重要枢纽。肝主疏泄功能正常，则机体气血调和，阴阳平衡；反之，肝之疏泄失畅，则气机逆乱，气血不和，诸症从生。情志内伤最易伤肝，导致肝疏泄不利，气机不畅，气郁久则气滞、血瘀、痰阻、湿聚、冲心、乘脾、化火、伤阴、伤肾，变化多样，导致各脏腑间功能失调。男性更年期综合征临床表现中情绪变化是其主要特点，患者多表现为焦虑、过度紧张、急躁易怒，情志失调、肝郁不疏，会使脏腑功能紊乱，肝气郁滞，精关疏泄失职，宗筋失养，郁结于阴器，则会导致焦虑、眩晕、失眠、阳痿等表现。

3. 气血亏虚是病机特点

肾主一身阴阳，故肾阴肾阳为脏腑阴阳之本；肾为五脏六腑之本，为水火之宅，寓真阴而涵真阳。五脏六腑之阴，非肾阴不能滋助；五脏六腑之阳，非肾阳不能温养。肾精始衰，则脏腑阴阳之本渐衰，进而脏腑阴阳功能失调。脾为后天之本，与肾之先天相互滋养，肾虚不能鼓动后天之本，而后天之本虚，则气血运化不足，无以充养先天，表现为气血亏虚。肝肾同居下焦，相互滋养。肾藏精，肝藏血，肾精亏虚，则肝藏血亦不足，出现肝血亏虚，而终致肝肾阴虚之候，出现失眠、健忘等男性更年期综合征的表现。故李曰庆教授认为气血亏虚是其病机特点。

第四节　男性乳房发育

高某，男，19岁。

初诊：2012年9月11日。

主诉：双侧乳房异常发育半年余。

现病史：半年前无明显诱因出现双侧乳房膨隆，外观较同龄男孩大，误以为肥胖所致，未予重视，后双乳逐渐发育，形似女性，近2周感胀痛不适，乳头偶有白色乳汁样分泌物，故来诊。

刻下症：乳房胀痛不适，情绪急躁，易激惹，纳可，入睡晚，多梦，小便频，大便偏稀。

触诊：双乳增大，乳晕下有扁圆形肿块，质地中等，边缘清楚，活动良好，局部有轻微压痛或胀痛感。双侧睾丸大小约15mL，触诊质地偏软，无压痛、硬结。舌质红，苔白腻，脉弦。

辅助检查：性激素检查未见明显异常。

西医诊断：男性乳房异常发育。

中医诊断：乳疬（肝气郁结，气滞痰凝证）。

治法：疏肝解郁，化痰散结。

方药：橘核30g，荔枝核30g，柴胡15g，鹿角胶10g（烊化），瓜蒌10g，夏枯草15g，白芥子20g，法半夏10g，熟地黄10g，山慈菇10g，麻黄10g，枳壳10g，陈皮10g，茯苓10g，炙甘草6g，皂角刺10g，浙贝母10g。水煎服，14剂。

注意事项：

1. 放松心情，保持良好心态，保证睡眠。

2. 少吃催熟水果、含有激素的鸡鸭肉。

3. 规律锻炼身体。

二诊：2012年9月25日。

服药2周后乳房明显减小，无胀痛不适，舌质淡红，苔薄，脉弦。予上方加桂枝10g，继服1个月。

三诊：2012年10月24日。

双乳恢复正常，守方1个月，随访半年未见反复。

【师徒评案】

学生：老师，男性乳房异常发育在青少年和老年人中均可见到，西医、中医治疗都有，中医治疗有哪些优势呢，怎样辨证？

老师：西医治疗本病主要采用睾酮、枸橼酸氯米芬片等药物，但应用药物存在不良反应发生风险，对改善局部肿块作用不理想等问题；中医治疗本病不良反应少，复发率低，疗效更显著。中医治疗该病，需要考虑有无原发病，应辨病因与辨证相结合。本病内因多有先天禀赋不足、肾气不充或年老体衰、肾虚精亏，久之肾阴阳失调，冲任虚损，肝脾失养，出现气滞、血瘀、痰凝结于乳络，发为本病。根据其肾气不充、肝失所养、痰凝气滞的主要病机，以疏肝理气、补益肝肾为本病治法，疏肝理气可采用柴胡疏肝散或涤痰汤加减，补益肝肾可用六味地黄汤合一贯煎加减；再根据发育期和中老年期不同阶段，佐以化痰软坚和填精益髓之品，增强药力，通常可以达到预期效果。

学生：老师，患者乳房胀痛，乳晕下有扁圆形肿块，平素情绪急躁易怒，是否可以辨为气滞血瘀证，采用血府逐瘀汤或者桂枝茯苓丸来治疗呢？

老师：患者因乳房肿块就诊，以胀痛不适感为主，常有情绪急躁，偶有乳汁分泌，但并无明显固定不移硬结，所以辨证上主要在气分，以气郁痰凝为主。治疗上遵《黄帝内经》"木郁达之"之旨，宗柴胡疏肝散意，使用柴胡、橘核、荔枝核等专入肝经，长于行气散结的中药为主，而不用活血逐瘀治法。血府逐瘀汤善治"胸中血府血瘀"之证，一般用来治疗膈下、胸中之血瘀证，其疼痛特点以固定刺痛感多见，舌脉上也有特定表现。桂枝茯苓丸善治下焦瘀血痞块，所治位置靠下，常用于女性有癥块，也就是子宫肌瘤、卵巢囊肿，或者是用于血瘀闭经等。

【传承心得体会】

男性乳房异常发育又称男性乳房肥大症，是一种以男子乳房异常发育，单侧或双侧乳房增大为表现的内分泌疾病，乳晕下可出现扁圆形肿块，有时可分泌乳汁，局部胀痛，有压痛或触痛。西医学认为其发病可能与性激素代谢异常有关，病变的性质为良性乳腺间质和导管增生，很少发生恶变。本病经保守治疗大多预后良好。效果欠佳者，可考虑手术治疗；出现癌变时则应积极采取综合措施，以防转移。中医称之为"乳病"，中医古籍对此多有论述。明代的《医学入门》认为"盖由怒火房欲过度，以致肝虚血燥，肾虚精怯，不得上行，痰湿凝滞亦能结核"。《疮疡经验全书》认为"其证于一侧或两侧乳晕部有核子，圆形或椭圆形，质地中等或稍硬，疼痛或压痛，乳房变大增厚，状如妇乳"。中医认为本病病位在乳房，脏腑辨证涉及肝、脾、肾，病性虚实夹杂，基本病机为肝郁痰凝、气滞血瘀，病理因素主要是痰瘀。本案患者发病之初，乳房膨隆，近2周出现胀痛，偶有乳汁分泌，情绪急躁，证属肝郁痰凝，治疗以疏肝解郁，化痰散结为主。

西医学认为，本病可分为生理性和病理性两种。病理性乳房发育好发于青少年、中老年男性，其发病原因尚不明确，一般认为是由于体内雌雄激素比例失调，雌激素水平相对增高或乳腺组织对雌激素敏感度过高而引起乳腺组织的增生发育。常见的病因有睾丸发育不良或睾丸的各种异常（如炎症、损伤、肿瘤或切除等）导致雄激素分泌减少；肝脏损伤或各种其他疾病导致体内雌激素灭活不够；因前列腺疾病（如前列腺增生或肿瘤等）而长期服用雌激素；长期使用硝苯地平、利血平、异烟肼等药物；甲亢、甲减、染色体核型异常等。以上一种或几种因素共同作用，使雄激素减少或雌激素相对增多而导致乳房发育。如因药物引起者，应停药或使用其他替代药物。男性乳房异常发育必须与局部脂肪组织堆积相鉴别，乳腺腺管组织含有丰富的纤维索条样结构，质地实韧，通过 B 超可以较好鉴别。生理性乳房发育常见于新生儿和青春期男子。新生儿可能因母体雌激素的影响而致，青春期男子可能与生长激素、性激素及肾上腺激素对乳腺的刺激有关。生理性乳房发育一般不需治疗可自行恢复。

中医认为，男性乳房异常发育病位在肝肾，因男子乳头属肝、乳房属肾。病因病机则是房劳过度，肾精不足；或情志不遂，肝气郁结，疏泄失司；或素体阴虚，或年老体衰，正气不足，久病伤及肝肾，阴损及阳，脾肾亏虚，命门火衰。各种病变导致痰湿停聚，郁而化火，炼液为痰，又因久病必瘀，痰瘀夹杂，上结乳络，经络阻滞而发为此病。因肝失疏泄而致乳房发育多属实证，但若病情经久不愈，伤及肾精，则多为虚证或本虚标实之证。

本例患者乳房胀痛不适，情绪急躁，易激惹，长期入睡晚，多梦，小便频，大便偏稀，为本虚标实之肝郁痰凝证。治疗以疏肝解郁，化痰散结为主。

方中橘核专入肝经，长于行气散结止痛，与荔枝核、柴胡合用，增疏肝理气、散结止痛之功；鹿角胶、熟地黄、白芥子、麻黄为阳和汤组成，具有温阳补血、散寒通滞之功；法半夏、瓜蒌、山慈菇、夏枯草、浙贝母化痰散结，枳壳理气宽胸，开宣肺气；陈皮、茯苓理气健脾，渗湿化痰；炙甘草益气补中，调和诸药。全方祛邪扶正，辨病基础上辨证用药，临床疗效显著。

第五节　附睾炎

佟某，男，47 岁。

初诊：2016 年 9 月 12 日。

主诉：左侧阴囊部坠胀不适 1 个月。

现病史：1 个月以来左侧阴囊部坠胀不适，有时可连及小腹，久坐及劳累后加重。不伴发热、恶寒、排尿疼痛，曾自服抗生素、中成药治疗（具体用药不详），效不显。特来求诊于中医。

刻下症：阴囊坠胀不适，精神倦怠，纳可，眠差，大便溏，小便频数，淋沥不尽。舌暗，体胖大，边有齿痕，苔薄黄，脉沉细。既往体健。阴囊 B 超示左侧附睾囊肿，触诊可及硬性结节，血、尿常规均无明显异常。

西医诊断：慢性附睾炎。

中医诊断：子痈（痰湿内蕴，瘀血阻络证）。

治法：活血散结，消痰利水。

治以黄芪莪术汤合四妙丸加减。

方药：生黄芪 30g，三七粉 3g（冲服），松花粉 3g（冲服），分心木 10g，莪术 15g，猪苓 15g，灵芝 10g，白花蛇舌草 15g，姜半夏 10g，浙贝母 15g，生薏仁 30g，川牛膝 12g，茯苓 15g，生甘草 4g。14 剂，水煎服，早晚分服。

注意事项：

1. 放松心情，保持良好心态，保证营养。

2. 适当休息，避免熬夜或劳累。

3. 注意会阴部卫生。

二诊：2016 年 9 月 26 日。

服药 2 周后，阴囊坠胀不适症状已明显减轻，仍有大便稀溏，予前方加生白术、夏枯草各 15g，14 剂。

三诊：2016 年 10 月 10 日。

自觉症状好转大半，触诊硬结缩小，舌边仍有齿痕。予前方去灵芝，加半枝莲 10g，淫羊藿 10g，以巩固疗效，30 剂。

1 个月后电话随访，已无不适，复查阴囊 B 超未见明显异常。

【师徒评案】

学生：慢性附睾炎出现硬结，与感染有关吗，如何辨证？

老师：附睾炎一般都是致病菌经输精管逆行至附睾而出现感染症状，急性期表现为附睾肿胀、高低不平及脓肿；后期，感染可完全消失，但附睾管周围的纤维化可形成结节，甚至阻塞管腔。如出现双侧附睾炎，可以继发生殖道梗阻，导致男性不育。因此睾丸、附睾的疾病诊治宜早不宜迟。急性附睾炎以附睾、睾丸疼痛肿胀为主要表现，或伴有发热、全身不适、尿道分泌物，中医多辨证为湿热、热毒、血瘀、热盛肉腐，治宜清热利湿、清热解毒、行气活血、托毒排脓等法。慢性附睾炎多表现为附睾的纤维结节，中医一般认为是因肝肾不足、痰湿血瘀或阳虚寒凝等导致，治宜调补肝肾、化痰利湿、活血散结、温阳散寒等。

学生：治疗附睾炎的方法这么多，它有核心治法吗？

老师：有。活血化瘀贯穿本病治疗全程。中医认为，外感六淫邪毒、内伤脏腑，均可导致经络阻塞，气血凝滞。《素问·生气通天论》指出："营气不从，逆于肉理，乃生痈肿。"《医宗金鉴·外科心法要诀》也指出："痈疽原是火毒生，经络隔阻气血凝。"可见血瘀证亦贯穿子痈（附睾炎）发病的整个病理过程。因此，活血化瘀法贯穿于本病的治疗全程。《外科心法·真验指掌施治门》曰："疮势已成而不起，或硬或赤，或疼而无脓，或破而不敛，总宜调和营卫，再以去毒行滞。"可见和营活血是治疗外科疾病的主要方法之一。我在诊治泌尿男科疾病时，非常重视气血流畅这个重要环节。常用中药有桃仁、红花、牛膝、三棱、莪术、赤芍、牡丹皮、丹参、穿山甲、土鳖虫、当归等。本病亦可同时配合外治，急性期用如意金黄膏外敷，以减轻充血、水肿和疼痛；慢性期可用冲和膏外敷，以行气活血消肿。

【传承心得体会】

中医学古籍中没有单独的附睾炎病名，对其认识主要归于子痈范畴。早在清代王洪旭《外科证治全生集》中，便有子痈的明确、单独的记载。《外科证治全生集》记载"子痈，肾子作痛而不升上，外观红色者是也，迟则成患，溃烂致命，其未成脓者，用枸橘汤一服即愈"，提到了急性附睾炎的证治方药，湿热下注为主者可以采用枸橘汤来治疗。因中医脏腑经络理论认为肝脉循会阴、络阴器，睾丸属肾，故子痈一病与肝肾关系密切。中医治疗附睾炎要辨证与辨病相结合，分急性期和慢性期，分型论治。

急性附睾炎发病较急，病情变化较快，所以，及时、正确的治疗很重要。在急性期，一般首选抗生素与中药联合治疗。治疗时首先选择的抗生素以大环内酯类、喹诺酮类为主，同时进行细菌培养加药敏试验。抗生素的治疗不必等待化验结果，待结果出来以后再改用敏感抗生素治疗。治疗强调足疗程、足量。本病急性期采用中西医结合治疗疗效明确。如化脓，应及时切开引流。在抗生素治疗的同时，可以配合中医治疗，如主要采用清热解毒、清热排脓的方药，切开引流后可考虑结合排脓、生肌收口的方法，在恢复期，可以结合清热或行气活血的治法处理。中西医结合，能缩短疗程。

慢性附睾炎患者多无急性期表现，发病较为隐匿，病程较长，采用中医药治疗有明显的优势。中医治疗主要以清热解毒、行气活血、散结消肿为主，配合抗生素治疗能收到较好的疗效。慢性附睾炎应彻底治愈，否则引发对侧附睾炎则不能生育。附睾炎治愈后，患侧输精功能多丧失。所以要注意保护健侧。本例患者起病无明显急性期过程，起病以阴囊坠胀为主，伴精神倦怠、眠差、便溏，舌暗苔黄，脉沉细，考虑为痰湿血瘀阻络，治疗以活血散结、消痰利水为主。

现代医学一般认为慢性附睾炎的病因主要有感染、梗阻、免疫、心理等因素。临床呈慢性过程，表现为附睾增大，质偏硬或伴有结节，压痛轻。由于附睾的解剖特点，附睾受感染后易发生肿胀、组织机化甚至形成结节。部分慢性附睾炎患者的附睾结节通过治疗可逐渐消失，但大部分附睾结节可长时间甚至终生存在。只要无压痛、触痛或其他不适，不用特殊处理，多是炎症后纤维组织增生。中医学认为附睾炎（子痈）是湿热下注、痰湿、血瘀等病理因素结于外肾而成，根据本病初起、成脓、溃后三个不同的病理阶段，分别采用消、托、补法来论治。具体应用时，须从整体观念出发，辨证施治立法。急性早期，宜清利湿热、解毒消痈；已化脓者宜清热解毒、托毒排脓；已溃脓液清稀者，宜补益气血，托脓生肌。慢性期，宜调补肝肾，活血散结，化瘀消痰。外伤血瘀者宜疏肝理气，活血化瘀。复感毒邪者，宜按急性期施治。本例患者无明显急性期过程，起病以阴囊坠胀为主，伴精神倦怠、眠差，便溏，舌暗苔黄，脉沉细，辨证属于痰湿血瘀阻络，治疗以活血散结，消痰利水为主。治以黄芪莪术汤合四妙丸加减。

第六节　阴囊湿疹

司某，男，27 岁。

初诊：2008 年 7 月 14 日。

主诉：阴囊湿痒反复发作 2 年，加重 1 周。

现病史：患者 2 年来阴囊潮湿、瘙痒反复发作，曾用多种药物内服外用，效果均不理想。1 周前食辛辣后湿痒症状加重，为系统治疗，故来诊。

刻下症：患者烦躁，觉阴囊潮湿，红肿瘙痒，口苦，大便黏滞，小便黄。舌红，苔黄腻，脉滑数。

查体：阴囊及腹股沟部皮肤潮红，阴囊皮肤糜烂渗出。

西医诊断：阴囊湿疹。

中医诊断：绣球风（肝经湿热证）。

治法：清热解毒、燥湿止痒。

方药：黄柏 12g，苦参 12g，白鲜皮 12g，蛇床子 10g，苍术 10g，土茯苓 15g，紫草 10g，蝉蜕 6g，防风 10g，炒栀子 10g，川木通 6g，泽泻 10g，生甘草 6g。7 剂，水煎服，日 1 剂。

苦参 30g，土荆皮 30g，地榆 30g，枯矾 30g，五倍子 15g，芒硝 30g，冰片 2g，花椒 15g。7 剂，水煎外洗，日一剂分用。

注意事项：

1. 消除精神紧张因素，保持良好心态。

2. 避免过度疲劳，避免用过热水清洗患部，清洗患处时手法要轻柔，不要强行剥离皮屑。

3. 忌海鲜、烟酒、辛辣刺激性食物，宜清淡饮食。

4. 居室保持干爽、通风。

5. 多食富含维生素食物，如新鲜蔬菜和水果。

二诊：2008 年 7 月 21 日。

用药后症状明显好转，舌红苔薄黄，脉滑。内服方去蛇床子加牡丹皮 10g，7 剂。外洗方加木贼 15g，7 剂。

随访至 2009 年初，病情未见反复。

【师徒评案】

学生：老师，阴囊湿疹治疗大多从祛风止痒、健脾利湿入手，但对于有些顽固性湿疹效果可能会不显著，应该怎样入手？

老师：阴囊湿疹是湿疹的一种，属于过敏性炎症性皮肤病。其急性期表现为皮肤肿胀潮红，轻度糜烂、渗出、结痂；日久皮肤浸润变厚，色素加深，上覆鳞屑，瘙痒剧烈，夜间更甚，常影响睡眠和工作。中医认为，阴囊湿疹病位在肝、肾；病因主要与风、湿、热有关。慢性者多血虚风燥，其基本病机与先天禀赋不足，肝经湿热关系最为密切。此外，脾失健运，湿热内生，下渗阴囊也较为常见。久病可出现肝肾阴虚、血虚风燥证候，表现为阴囊皮肤粗糙肥厚。其致病因素有内因、外因，发病与变态反应有一定关系，有时候内服中药起效缓慢，此时中药外治是特效疗法。中药外治通过经皮给药系统，经由皮肤吸收进入全身血液循环达到有效血药浓度，能避免肝脏首过效应及胃肠道破坏，降低药物毒性和发生不良反应风险，达到内病外治、靶向治疗的目的，迅速起效。但中药外治也必须以中医基础理论为指导，方能有效。本病患者常感烦躁，阴囊潮湿，红肿瘙痒，口苦，大便黏滞，小便黄，舌红，苔黄腻，脉滑数。其证属湿热为患，当以清热解毒、燥湿止痒。采用内外合治的方法，本病患者起效迅速，且疗效巩固。古人云"工欲善其事，必先利其器"，广大中医工作者若能掌握一定的外治理论和方法，则在常规治疗之外又增一法门，一定能开阔思路，提高临床疗效。

【传承心得体会】

阴囊湿疹临床较为常见，是泌尿男科常见病，属中医"绣球风"范畴，其病位主要在肝、肾，病因主要与风、湿、热有关。慢性者多血虚风燥，其基本病机与先天禀赋不足、肝经湿热关系最为密切。此外，脾失健运、湿热内生、下渗阴囊也较为常见。久病可出现肝肾阴虚、血虚风燥证候，表现为阴囊粗糙肥厚。正如《外科正宗·肾囊风》中所说："肾囊风，乃肝经风湿所成。其患作痒……破流脂水。"其病因总由禀性不耐，风湿热之邪客于肌肤而成。湿为阴邪，其性黏滞、弥漫，重浊趋下，形成阴囊湿疹。湿袭腠理以致水湿内蕴，而起水疱、糜烂、渗液；风、湿均易夹热蕴结，可致皮肤潮红、灼热、作痒、疼痛，是因"热微作痒，热甚则痛"之故。本例患者以肝经湿热为主，治宜以清热利湿解毒，祛风止痒为原则。

阴囊湿疹发病原因比较复杂，既有内部因素，又有外部因素。过敏体质的人，精神长期紧张、情绪变化起伏较大的人易患本病；另外，患有一些疾病，如慢性消化系统疾病、内分泌失常、新陈代谢障碍的人，在外部因素的作用下，也易患本病。也有人认为本病的发生与遗传因素、局部潮湿、热水烫洗、性情急躁等因素有关。本病可发生于任何年龄，任何季节。湿疹反复发作，需与传染性湿疹样皮炎、变态反应性接触性皮炎进行鉴别。

本例患者阴囊湿疹反复发作，本次发作与进食辛辣食物有关，李教授据其脉证，考虑为急性湿疹。内治以清热解毒、疏风利湿为主，外治则以杀虫止痒为主，内外并进故收捷效。内服方中苦参、黄柏、白鲜皮、蛇床子清热燥湿、祛风止痒，防风、紫草、蝉蜕疏风清热，栀子清利三焦湿热，苍术、土茯苓、木通、泽泻清热利湿泄浊，生甘草清热解毒。治疗2周后患者湿疹痊愈，随访半年未复发。

第七节　睾丸鞘膜积液

赵某，男，48 岁。

初诊：2014 年 7 月 10 日。

主诉：左侧阴囊肿大半年。

现病史：患者半年前无明显诱因出现左侧阴囊包块，约鸡蛋大小，无触痛，偶有坠胀不适，未做特殊处理。

刻下症：左侧阴囊包块，伴胸胁胀闷，心烦易怒，纳眠可，二便调，舌质淡红，苔根部厚腻，脉弦。

查体：左侧阴囊外形增大，张力较高，变换体位时包块大小无明显变化，无法触及左侧睾丸及附睾，透光实验（＋）。

超声检查：左侧睾丸大小约 3.8cm×2.7cm×2.6cm，右侧睾丸大小约 3.7cm×2.8cm×2.6cm，左侧鞘膜腔内探及 9.0cm×6.8cm 的液性暗区，右侧鞘膜腔内探及 1.4cm×0.7cm 的液性暗区。

建议其手术，患者拒绝，尝试保守治疗。

西医诊断：睾丸鞘膜积液。

中医诊断：水疝（水湿停聚证）。

治法：温阳化气，活血利水。

方药：小茴香 10g，橘核 20g，荔枝核 10g，乌药 20g，益母草 30g，红花 20g，川楝子 15g，川牛膝 20g，茯苓 20g，滑石 30g，萆薢 20g，炒薏苡仁 30g，生黄芪 30g，生白术 20g，黄柏 12g，桂枝 18g。14 剂，日 1 剂，水煎，分 3 次温服。

注意事项：

1. 在平时生活过程中避免过度活动，因为过度活动可以造成阴囊下坠、疼痛等不适感，尽量以卧床休息或者缓慢的低运动量负荷运动为主。

2. 禁辛辣刺激性食物，宜饮食清淡，保持排便顺畅。

3. 做好阴囊、会阴局部卫生工作，保持相对干燥。

二诊：2014 年 7 月 24 日。

患者自诉药后左侧阴囊稍变软。余症不显，大便正常，舌苔白，脉弦。守上方去滑石，加蒲黄 20g，14 剂，日 1 剂，水煎，分 3 次温服。

三诊：2014 年 8 月 9 日。

左侧阴囊缩小，舌红苔薄白，脉弦。减小茴香、川楝子。7 剂，日 1 剂，水煎，分 3 次温服。

四诊：2014 年 8 月 18 日。

B 超检查结果显示左侧睾丸鞘膜积液基本消失。继服五苓胶囊 1 个月以巩固疗效。随访 3 个月未复发。

【师徒评案】

学生：中医论治水疝的方法是什么呢？

老师：鞘膜积液属于中医"水疝"范畴。我认为水疝的原因主要为寒湿之气结于囊中，而出现积水现象。水疝的主要病机为脾肾阳虚，气化失司，寒湿凝滞，水瘀内停。治疗则以"温阳化气"为大法，佐以"活血行水"来论治。本案患者患病半年，因厥阴之脉（阴囊）为水湿所阻，气不流畅所致，可参用《医学心悟》橘核丸加减化裁治疗，重用桂枝为主药，桂枝辛温入膀胱经，可温命门之火，促膀胱气化，鼓动肾气，又能助肾气蒸腾，使水津得肾阳的蒸动而运行，则小便自利。小茴香、乌药、橘核、荔枝核、红花温阳活血，理气化瘀，散寒化湿，疏通经络。茯苓、生白术健脾补中，以助脾阳利水渗湿。阴囊为肝经所主，患者有胸胁胀闷、心烦易怒等肝气不疏之症，故用川楝子疏肝行气，解郁畅情；滑石、萆薢、黄柏清热利湿，防湿郁日久化热；益母草清热活血利水，使病邪从小便而去；川牛膝可引药下行而直达下焦病所。全方共奏温阳化气、活血利水之功，则水去肿消。

【传承心得体会】

睾丸鞘膜积液属中医的"水疝"范畴，为常见的男性病，鞘膜本身或睾丸、附睾等发生病变时，液体的分泌与吸收失去平衡，均可形成鞘膜积液。其特点是阴囊皮色正常、无痛无热、内有囊性感的卵圆形肿物，积液增多时，局部可有阴囊下坠胀痛感。金代张子和《儒门事亲》记载水疝因水湿之气下注，或感受风寒湿邪而发。症见阴囊部肿胀疼痛，阴汗时出；或见阴囊部肿大光亮如水晶状，不红不热；或有瘙痒感，破溃伤流黄水；或于小腹部按之而有水声。治宜行气逐水。轻症者可选用五苓散加减，重症者可选用禹功散加减。《外科正宗》云："又有一种水疝，皮色光亮，无红无热，肿痛有时，内有聚水，宜用针从便处引去水气则安。"中医认为水疝主要为寒湿（水湿）之气结于阴囊中，而出现积水现象。但临床上诊断治疗睾丸鞘膜积液时，须鉴别为原发还是继发疾病，有无非特异性感染、特异性感染、肿瘤、肝硬化、肾病等疾病。本例患者症状典型，无其他原发疾病，可诊为左侧睾丸鞘膜积液（水疝），辨为水湿停聚证。治疗应以温阳化气，活血利水为法。

　　睾丸鞘膜积液发生和发展都较缓慢，原发性睾丸鞘膜积液的主要症状是局部肿物，阴囊可逐渐增大。鞘膜积液量少、囊内压力不高、无感染时，一般无症状；积液量较多时，患者于立位或运动时可出现牵拉感或坠胀感而影响行动；有感染时，可出现阴囊红肿，局部疼痛。继发性睾丸鞘膜积液一般是由于阴囊的外伤，睾丸和附睾的炎症或肿瘤、腹股沟阴囊手术、高热、腹水等因素引起。长期的慢性睾丸鞘膜积液因张力大而对睾丸的血供和温度调节产生不利的影响，严重的可能引起睾丸萎缩，如积液严重，影响到双侧睾丸，甚至有可能影响生育能力。

　　中医认为，本病与肝脾肾三脏相关，多因脾肾亏虚，肝气失疏，气化失司，水湿下注，水瘀内停于阴囊，结于睾丸鞘膜囊而成。其病机有：①先天不足，胎中发育不良，水湿留着于阴囊。②素体脾虚，湿邪内盛，或感寒湿，脾失健运，水湿内停下注阴器而成。③素体阴寒，寒邪客于肝肾二经，水湿代谢失调，凝滞郁结，痰湿不化，流注于肝经，或素有湿热，下注肝经，停聚于内，聚于阴囊。④外伤或阴部手术，气血受损，瘀血停滞，聚于阴囊或睾丸鞘膜。⑤感染虫疾，虫积阻于肝络，留聚睾丸鞘膜。

　　治疗上应分清寒热，明辨虚实。水疝以寒湿之邪侵犯足厥阴肝经致病者居多，故寒证、实证常见，但后期则可出现本虚标实，虚实夹杂。寒者，以寒湿之邪滞于肝脉而致阴囊坠胀、腰部发冷为特征；热者，湿热下注肝经，以阴囊、睾丸肿痛，全身发热为特征；虚者，因肾阳不足、脾虚失运，以畏寒，面色萎黄，倦怠，阴囊增大，状如水晶为主症；实者，因睾丸外伤、丝虫感染、肿瘤压迫、慢性炎症等导致气滞血瘀，水湿下注，聚而不散，常见以阴囊肿大，皮色青紫，有触痛压痛，舌质紫暗，脉涩等为主要表现。

下篇　师徒对话

第五章 从医之路

一、学医历程

学生： 李教授，您是如何走上中医男科之路并向其他名医大家学习的？

老师： 1970 年，我毕业于北京中医药大学，并留在北京中医药大学东直门医院从事外科工作，先后师从中医名家方鸣谦、施汉章、王沛先生，同时随从李乃卿、王尧华、杜玉堂等教授学习临床手术。后在中南大学湘雅医院泌尿外科进修，跟随张时纯、申鹏飞教授深研。回到北京中医药大学东直门医院后牵头成立泌尿外科学组，于 1985 年开始担任北京中医药大学东直门医院外一科主任，后兼任中医外科教研室主任。

方鸣谦老师乃著名中医方伯屏之子，家学渊源，根基深厚。他幼年随父业医，传承家训，家藏周慎斋《医家秘奥》，实用价值颇高，我在跟师时得以观之，耳濡目染，心得颇多。方伯屏初受业于淡镜人先生，同时传承陈贞乙先生思想，其师皆属慎斋学派，有独特的体系，因此，我在学术上实际传承于周慎斋先生，通过了解其阴阳五行生化学说，以五行制化、阴阳升降之理解释及治疗疾病，获益匪浅。

施汉章教授乃江苏镇江人，生于 1922 年。成年后师从当地名医陆景文先生，学习中医内科，弱冠后独自悬壶济世。1957 年毕业于南京中医学院医科师资班，后分配到北京中医药大学温病教研室任教。1962 年在北京中医药大学东直门医院外科从事医、教、研一体化工作。施教授遵古不泥古，善于汲取古今，融汇中西，尤其善于总结临床实践经验，在男科疾病的诊治思路方面提出了"从肝论治阳痿，以逍遥散加味而成"的独到见解，成为我"从肝肾论治阳痿"学术思想的坚实基础。在此期间，我受施教授之教诲，学业大进，逐渐深入施教授倡导的"发皇古义，融会新知"的改革精神，施教授审慎的治学风格、准确的辨证功夫，都对我影响颇深。

王沛教授乃科班出身，17 岁始习西医，弱冠后研习中医。王教授乃中医名家方鸣谦先生之高足。王教授自 1976 年始，历经 30 余年，潜心研究和实践中医治疗肿瘤的方法，形成了独树一帜的治疗思路和方法，提倡以中为主、病证结合、内外结合的思想，强调重视补益脾肾，以养先后天，善用搜风通络之虫类药、生药和有小毒的药物辨证治疗肿瘤，并善于疏肝解郁、调畅情志，在临床上取得了良好的疗效。通过跟随王教授系统学习，我对于肿瘤的诊疗，特别是膀胱癌、前列腺癌等泌尿系统肿瘤的诊治也颇有心得。

整个学医的历程，我凭一腔笃诚的信念，三十年如一日默默地在中医男科领域耕耘，怀着一颗仁爱之心，以期让不育家庭重燃希望；并坚持传承、创新理念，以实际行动践行中西医结合发展的誓言。

二、医学思想

学生：李教授，您对男科疾病进行诊疗的学术思想是如何形成的？

老师：医圣张仲景所倡导的"勤求古训，博采众方"，我在临床实践中是一个忠实的践行者。细数记载有"男性不育症"的中医典籍，可谓汗牛充栋，最早见于《黄帝内经》，书中提出了以"肾为主导"的生育理论。《素问·上古天真论》曰："丈夫八岁，肾气实，发长齿更；二八，肾气盛，天癸至，精气溢泻，阴阳和，故能有子。"《素问·六节藏象论》曰："肾者，主蛰，封藏之本，精之处也。"其后历代多数医家所推崇的"人体生殖中心"仍以肾为主。正常人只有肾气充实，肾精充足，才能"有子"；反之，不育症患者常见证候或以肾虚为主，或夹杂肾虚、湿热、血瘀。故多主张以补肾为主要治法，再兼顾其他治法，往往能取得满意疗效。这成为我"男性不育症从补肾生精法论治"学术思想的源泉。

自有中医记载以来，关于男科治疗的医书举不胜举，上自《黄帝内经》《难经》典籍，下及清代傅山所著《傅青主男女科》及近代名家之著述，无不博览。我对张仲景的《伤寒杂病论》做过研究，从中领悟了许多男科辨证论治的思想与方法。该书对男科启迪颇多，提出男科疾病的发生主要由于房事所伤，以及性生活不洁与不节。后世著述如褚澄（南齐）的《褚氏遗书》，专列"求嗣"门，对类似节育、优生、晚婚做了相关论述。巢元方（隋代）所书《诸病源候论》提出男性不育的主因在于精稀、精冷及不射精。

但在诸多论著中，我特别折服于岳甫嘉（明代）所撰《妙一斋医学正印种子编》一书，该书开宗明义、论述精辟、富于巧思，体现了辨证论治主旨，对临床指导意义极大。书中提出须从"男女双方论治"不育症，故专列男妇两科各一卷，其男科录有先天灵气、交合至理、交合有时、养精有道、炼精有决等篇章，指出男子当以"葆精、寡欲、节劳、惩怒、慎味"为求子之要，不应把小产、不育单纯责之于妇女。书中专列30余篇男性种子方，以治疗男性不育症，书后补充相关医案 8 则。该书对我影响极大，尤其是"中和种子丸"方，对于治疗男性不育症意义甚大，对提出"补肾生精、微调阴阳治疗男性不育症"的学术思想起到关键作用。

三、病证结合

学生：李教授，临床实践中如何做到病证结合呢？

老师：中医外科疾病诊治应辨病与辨证相结合、宏观辨证与微观辨证相结合、整体辨证与局部辨证相结合、治标与治本相结合，我提出"从肝肾论治阳痿""左右中和"，以"六五四二"古方化裁治疗少、弱、畸形精子症，"前列腺炎从瘀论治"等治疗思路，临床疗效显著。

慢性前列腺炎是青壮年男性的常见病、多发病，是以排尿刺激症状和膀胱生殖区疼痛为主要表现的临床综合征。其致病因素和发病机制较为复杂，目前研究认为与病原微生物感染、尿液反流、神经及免疫系统功能异常等有关。由于前列腺包膜的屏障作用，药物不易渗透至前列腺上皮的脂质膜，使得药物到达前列腺组织中的浓度较低，难以达到治疗目的，故该病反复迁延，缠绵难愈。慢性前列腺炎属中医"劳淋""白浊""白淫""精浊"等范畴。

慢性前列腺炎病机特点是邪实者多，本虚者少。邪实多为湿热、气滞、血瘀、寒凝，本虚多为肝、脾、肾不足。初病多为湿热下注、寒凝肝脉、肝气郁滞。不治或误治，湿阻、寒凝、气滞均可致经脉受阻，气血瘀滞；久病又可耗伤正气，致肝、脾、肾亏虚。因此，我强调要辨别虚实，因证施治，综合治疗。

此外，不育症需要谨慎治疗。若部分患者未诉不适，从宏观角度来看未出现明显异常，此时可利用西医检查手段，对患者进行精液常规、内分泌或染色体等方面的检查，结合检查结果进行微观辨证。从生理角度来讲，生殖系统位于阴位，精液属水为阴，精液量、精子浓度、精液的液化状况主要与阴津相关，为阴中之阴；而精子活力、活率等则主要与肾气相通，属阴中之阳。只有阴阳协调才能使精液量、精子浓度、精子活力、精液液化正常。阳气不足者往往精神萎靡、阳痿不举、精子活力低下；肾精亏虚者可出现精液量少、精子浓度下降；湿热蕴结伤阴者精液中白细胞计数增加，或精液难以液化。因此，应当重视男性不育症患者阴阳失调的基本病机。

第六章　学科建设

一、学科优势

学生：李教授，中医治疗男科疾病有哪些优势？

老师：近年来男科疾病的发病率呈现明显增长趋势，而传统的中医学在男科领域未形成完善的理论体系，虽然男科病种相对较少，但机制复杂，因此需要提高男科疾病的临床疗效，以满足患者就诊的需求。此前，中华中医药学会主办临床优势病种系列青年沙龙，来自北京协和医院、中日友好医院、北京中医药大学东直门医院等 9 家单位的 20 余名专家，对中医治疗男科疾病领域的临床优势病种进行研讨，确定 5 个临床优势病种，包括慢性前列腺炎、男性不育症、良性前列腺增生、勃起功能障碍、早泄。

1. 慢性前列腺炎（chronic prostatitis，CP）。CP 治疗方法较多，但是尚无临床疗效显著的单一疗法，单一治疗措施疗效不明显，难以使患者获益。因此，CP 的治疗，以综合治疗改善症状、提高生活质量为主，强调个性化治疗。西医多用抗生素、前列腺特异性药物、5α- 还原酶抑制剂、止痛药、骨骼肌松弛剂等综合治疗，部分药物在使用的过程中难以透过血 - 前列腺屏障，从而影响治疗效果。中医和西医，在治疗 CP 方面各有特色，中医和西医有必要相互借鉴，取长补短，因此中西医结合治疗男科疾病是必要的。现阶段对于 CP 患者，尚无特定有显著临床疗效的单一疗法，采用个体化、综合化治疗，在这一点上中医和西医已经达成共识。使用中药治疗 CP 优势在于，中医认为该病是证候群，多复合兼证，治疗要辨证论治，针对不同证候用复方中药治疗。CP 以疼痛症状、排尿症状为主要表现，或出现抑郁焦虑状态、精液液化异常等伴随症状时中医药治疗有优势。

2. 男性不育症。治疗男性不育症缺少有循证医学证据的口服药物推荐，但男性不育症中医药治疗优势显著。特发性少、弱、畸形精子症和精液不液化目前西医无循证医学证据支持的口服药物，现代医学对特发性弱精子症的发病机制研究不明确，所以其更多倾向于经验性治疗，国内外现代医学相关治疗性研究亦集中于使用左旋肉碱、维生素、雄激素、枸橼酸氯米芬片等药物，治疗效果不尽如人意。中医药对于特发性少、弱精子症的治疗具有独特的疗效，从宏观方面运用中医四诊合参整体全面把握患者的症状、体征，配合现代医学从微观角度借助仪器在深层组织研究结构变化，并且将现代医学细微阳性体征纳入中医辨证体系。在整体观念的指导下，进行辨证治疗，不仅可以改善精液质量，同时也可以缓解其伴随症状，减少西药用量和可能的不良反应，起到提高疗效、身心同治的作用，这也是中医药治疗的优势。

精索静脉曲张是导致男性不育的主要原因之一。对于精索静脉曲张不育症手术指征不明显的患者单独使用中医药治疗，或符合手术指征的患者术后使用中医药治疗，都具有一定优势。临床上中医药治疗特发性和精索静脉曲张导致的轻、中度少、弱畸形精子症，能有效改善精子的质量；精索静脉曲张术后的患者联合中药治疗，可进一步改善精子质量，增加妊娠率。

不育症患者在辅助生殖技术治疗的同时可全程配合中医药治疗。中医药辨证运用于辅助生殖技术中，在改善卵巢储备功能、改善子宫内膜容受性、促进卵泡生长发育、提高临床妊娠率、安胎方面均具有明显优势。

3. 良性前列腺增生（benign prostatic hyperplasia，BPH）。良性前列腺增生中医治疗优势突出。前列腺轻度增生，临床症状以储尿期、排尿后症状为主，中医药治疗 BPH 疗效确切。治法包括单纯中药治疗、中药联合穴位治疗、针刺联合灸法综合治疗等。前列腺增大明显，或以排尿期症状表现为主可在西药治疗或手术治疗的同时配合中医药治疗。中药治疗 BPH 优势在于，中药具有抑制前列腺增生、调节神经和内分泌等作用，对形成良性前列腺增生的两个因素，即 α - 肾上腺素受体阳性表达及前列腺增大均有作用。中药治疗可以达到标本兼治目标，治标即缓解良性前列腺增生/下尿路症状（BPH/LUTS）；治本即针对肾虚血瘀核心病机，延缓衰老。虽然 BPH 的发病机制相对复杂，但是利用中医药对其进行治疗，可以将整个治疗过程化繁为简，提高临床疗效。

4. 勃起功能障碍（erectile dysfunction，ED）。ED 根据病因分为 3 类：器质性 ED、心理性 ED 和混合性 ED。5 型磷酸二酯酶抑制剂（phosphodiesterase type 5 inhibitors，PDE－5i）为一线用药，增加海绵体血流灌注，有效率可达 80%，对于精神心理因素所致 ED 疗效更佳，对于其他类型的 ED 也有一定的疗效。但也容易出现不良反应，如头痛、背痛、肌肉疼痛、鼻塞、面部潮红、头晕、视觉异常等，与硝酸酯类药物同用会导致低血压，甚至休克。并且 PDE－5i 无法改善 ED 患者全身不适的症状，且停药后病情易反复。PDE－5i 联合中药治疗，则疗效更佳。中医治疗在改善患者症状的同时，可调整患者体质，达到标本兼治的目的，具有疗效稳定、复发率低、不良反应小等优势。轻度 ED 可首先应用中医药治疗，在提高勃起功能的同时改善全身症状；中重度 ED 可在西医治疗的同时配合使用中医药治疗。临床上勃起功能障碍中，勃起维持时间短，性交时未排精即疲软，无明确病因的 ED，中医药应该有较明确的优势。中药治疗以及针灸治疗应用到 ED 的治疗中均具有较为显著的临床疗效，能有效改善患者的勃起功能障碍问题。

5. 早泄（premature ejaculation，PE）。中药治疗早泄优势在于，多种疗法联合治疗，可在不影响患者勃起功能的前提下，更好地改善早泄合并勃起功能障碍患者的阴道内射精潜伏时间，射精控制力及焦虑抑郁情绪。中药也可以减轻或降低选择性 5－羟色胺再摄取抑制剂（SSRI）类药物的不良反应，并且改善患者整体状况。原发性 PE 建议首先选择西医治疗，可配合中医药干预，有助于改善患者全身症状；继发性 PE 中医药治疗有一定优势，必要时配合西医治疗干预。原因不明或者找不到明确病因的早泄患者，中医药治疗有优势。单独的中医治疗往往因起效慢、疗程长而被 PE 患者放弃。不管是短期疗效还是长期疗效，抑或是安全性方面，中西医结合治疗方法都是治疗早泄的理想方案。

男科疾病的治疗，以疗效为导向，中西融合，衷中参西，身心同调。中医男科的优势在于，一是功能性疾病，二是轻度的混合性，三是不明原因的男科疾病的治疗。从疾病的种类来探讨，男性不育症，CP 为整体优势病种；BPH 为相对优势病种；而 ED 和 PE 则为有一定优势病种。找到中医的优势，把优势发挥淋得漓尽致，这样中医才能立得住，才能创新，才能发展。

中医哪些疾病有优势，哪些病程有优势，哪些是西医有优势的，均需明确。但是其实很多病程和很多疾病上不一定是非此即彼的，中医和西医一起联用的时候，可能就是"1 + 1 > 2"的效果。临床实践中不是哪个病绝对用西药或者绝对用中药，而是某个病的具体病程，或者这个病当中的某个类型，恰当使用中医、西医或中西医结合的干预手段。中医药多靶位、整体化的作用特点决定了其疗效不仅仅局限于某一疾病的局部；而且中医辨证施治的特点又使其根据不同情况能开展有针对性的特异性治疗。

二、学科发展建设

学生：李教授，中医男科学该如何发展建设？

老师：中医男科学是中医学体系中既古老而又新兴的分支学科。中医学对男性生理的认识是中医男科学的起源与基础，我国医学著作《黄帝内经》中《素问·上古天真论》篇就有对男性的生理特点的高度概括。20 世纪 70 年代，随着国外男科热的兴起与国家经济的快速发展，中医男科学逐渐从中医内科学与中医外科学中分化出来，形成一门独立的学科。中医男科学以中医基础理论为指导，运用中医学方法，以五脏之肾为中心，以中医男科疾病各个年龄段的患者为研究对象，研究和阐释中医男科常见病、多发病及疑难病的病因病机、诊断治疗和预防规律。但是，相对于其他成熟学科，中医男科学，尤其是现代中医男科学的学科体系尚未完善，许多工作刚刚起步，因而加强现代中医男科学的建设和研究，是每一位中医男科学工作者义不容辞的使命。

1. 构建和完善学科体系。界定中医男科学的内涵与外延，使其具备完善的学科体系。中医男科学的命名依据前人对男性医学的命名，如《男科证治全编》《妙一斋医学正印种子编·男科》《傅青主男科》等，并符合中医临床学科的命名习惯，如"中医妇科学""中医儿科学"，而且充分覆盖了中医男性医学的学科内涵。学科的内涵建设应以男科疾病"腺、性、精、育"为主线进行研究，其核心内容是提高中医药防治男科疾病的水平。更细的分化应是男科专病研究，如男性不育症、前列腺炎、前列腺增生、性功能障碍、性病、男性附属性腺疾病、男科杂病及男性的养生保健研究。

2. 深入理论探讨。加强理论探索既能丰富学科内涵又能指导临床实践。理论研究主要从两方面开展：①进一步挖掘整理古代医学文献，去伪存真，去粗存精，充分吸收其合理内涵；②结合临床实践进行创建性工作，探讨新理论，提出新观点，促使理论研究向纵深发展。

3. 加强学科建设。学科建设是学科发展的基础，现代中医男科学的学科建设至少包括五个方面：①建立健全全国性和地方性的专科学术机构，创建专科杂志，广泛开展学术交流，互通信息，一同提高学术水平。②建立教育和临床基地，培养专门人才，扩大专科队伍。人才的培养在层次上应有初、中、高三级，在知识结构上除要牢固掌握中医男科医学知识外，还应了解现代医学、心理学、社会学、生物学、教育学等相关学科的基本知识和技能。③根据实际情况全面规划，分期发展，重点开发，统筹协作，充分发挥各地中医男科医学工作者的积极性，共同攻关。④认真讨论、充分论证后组织人员编写出版初、中、高不同层次的现代男科学专著。⑤实事求是，认真、严格评审科研成果，并进行推广应用。

4. 开展多学科综合研究。首先，男科疾病不仅是一个生物学问题，同时又是一个心理、社会问题，因此，现代中医男科学只有充分利用生物学、心理学、社会学、教育学等相关学科的理论和知识来进行多学科综合研究，才能有新的发展和突破。其次，现代中医男科学的研究不能只停留在宏观上，必须借鉴和利用现代科学尤其是西医学的研究方法，中西结合，加强基础研究，只有如此，其研究才可能向纵深发展。

5. 努力提高临床水平。临床疗效的好坏直接影响着临床医学的发展，因此发展现代中医男科学要在原有基础上进一步提高临床水平。其思路：①要突破原有的传统模式，将传统理论与现代技术相结合，充分利用新技术、新成果；②治疗方法多样化，重视心理治疗和社会协调；③注意临床研究与基础研究密切结合，从总体上提高诊断治疗的准确性。

6. 开发有效天然药物。目前已发现数百种化学药品会对男性生殖功能产生不利影响，而某些化学合成的药物又或多或少都有不良反应。相反，天然药物无不良反应或不良反应小。因此，开发和研制疗效好而不良反应小的天然药物应该成为现代中医男科学的重要内容之一。

7. 参与世界学术交流。历史已经证明，封闭和开放对科学研究产生的结果截然不同。中医男科学和西医男科学虽然理论基础不同，研究方法各异，但二者研究的对象相同，这就决定了二者之间必有共同语言，因此二者之间可以进行交流。中医学与其他国家或民族传统医学的关系也是如此。参与世界学术交流应包括两方面的内容：①将独具中医特色的男科学介绍出去；②充分吸收其他医学体系中男科学的优秀成果。但是，中医男科学要走上国际讲坛，对外进行交流，获得他人认可，就必须做到学科的规范化，只有如此，现代中医男科学才能与世界接轨。

相信通过全体中医男科学工作者的共同努力，现代中医男科学的体系将得以完善，中医男科学的诊治水平也将明显提高，并会为世界医学的发展作出新的贡献。

三、学科团队建设

学生：李教授，您的学术团队是如何发展建设的？

老师：团队在中西医结合诊疗外科疾病上阐发机理、精益求精，而且着力推动中医男科的学科和学术发展，注重中医男科专业人才的培养。我对自己的学术思想和临床经验毫无保留，悉授弟子和学生，愿与有志者一起为中医男科事业的发展贡献毕生精力。

我一直倡导和践行"厚基础、重临床、讲传承、求创新"的中医教育理念，以及中医研究生临床专业学位教育，开拓了中医本科生临床学习阶段"院系合一"教育模式，发起了全国中医临床教育研究和交流的学术平台。

自 20 世纪 80 年代开始，我便在北京中医药大学东直门医院专门开展男科疾病的诊疗工作，并于 1997 年开始招收博士研究生；2005 年，在北京中医药大学东直门医院正式成立独立建制的中医男科，同时招收中医男科专业的研究生及博士后。

学术不拘门户之见，我常邀请北京大学第三医院、首都医科大学附属北京友谊医院等西医专家来院会诊、手术。科室认真贯彻"精益求精，服务百姓"的创科思想，不断进取，已发展成为国内一流、国际知名的科室，被评为"国家重点学科"，门诊量和公信度逐年攀升。

我至今已培养博士研究生 21 名、硕士研究生 5 名，指导博士后 3 名、学术传承人 8 名、国家优秀中医人才 10 名，引导团队形成了老、中、青三代结构合理的男科人才体系，并作为首席科学家负责"十一五"国家科技支撑计划"中医外治特色疗法和外治技术示范研究"专项，指导学生完成国家级、省部级科研课题 20 余项。

同时，引导学生在中医外科的多个三级分支学科中进行深入研究和探索，现已形成男科、周围血管科、乳腺病科、肛肠科、皮肤科等多个临床特色科室和教学学科，培育了 2 个国家中医药管理局重点学科，培养了一批中医外科学人才，他们大多已成长为国内著名的专家或学科领军人物，其中担任中华中医药学会和北京中医药学会外科类专业委员会主任委员的就有近 10 人。悉心教导的博士生李海松、秦国政、张春和现在已成长为国家中医药管理局重点学科、重点研究室、重点专科——"中医男科学"的学术带头人和学科带头人，弟子李元文、白彦萍、史飞、段行武、裴晓华、李军、夏仲元、刘仍海、贾玉森、张书信、王传航、刘春英、黄小波等众多学生也都已成长为国内著名的皮肤科、外科、男科专家和领军人物。

1994 年，我被评为国家有突出贡献中青年专家。曾获中华中医药学会科学技术奖二等奖 1 项、北京市高等院校优秀教学成果奖一等奖和二等奖各 1 项、国家级教学成果奖二等奖 1 项；主编全国中医药行业高等教育"十一五"和"十二五"规划教材《中医外科学》及《中华医学百科全书·中医外科学》《实用中西医结合泌尿男科学》《中西医结合不育与不孕研究新进展》《前列腺疾病临床荟萃》《性功能障碍研究新进展》《女性性功能障碍诊疗学》《中医外科治疗大成》等专著，并在前期《实用中西医结合泌尿外科学》的基础上，汇聚近50年临床经验，编著了《新编实用中医男科学》，系统阐述了学术思想及治疗前列腺炎、阳痿、不育症等疾病的独到经验，用于指导相关专业临床工作者。还多次组织和主持全国性学术会议，推动和促进泌尿男科领域的学术发展，受到学术界好评；曾到日本、法国、韩国、捷克等国家和中国香港讲学，受到热烈欢迎。

第七章　中医传承与发展

一、师承教育

学生：关于"师承教育"在中医教育中的作用，您怎么看，我们该如何做好师承？

老师：中医学在漫长的发展历程中，不仅形成了系统的学术理论，亦产生了众多著名医家，逐渐形成各具特色的医学流派，并通过师承、私淑得以传承。这也是历史上中医教育与传播的主要方式。一方面可通过直接培养传承人，使独门秘技得以保存；另一方面，亦可通过间接的学术传承，既超越时间与空间界限，也在传承过程中得以创新发展。如易水学派，李东垣从学于易州张元素，重视脏腑病机，创脾胃内伤论；明代遥承易水学说者，有张介宾、赵献可等，其学术观点则从脾胃、肾命论元气，创命门学说。

近代以来，随着西学东渐，院校教育兴起。20 世纪 50 年代起，政府主导的中医院校成为中医教育的主体，开始统编教材、统一课程，中医教育走向规范划一的模式。传统师承教育一度被认为缺乏规范化与科学性而被排斥在中医高等教育之外。院校教育，提升了中医教育的层次、扩大了中医教育的规模，成为我国中医教育的主体，对中医药事业的发展起到了重要的推动作用。但院校教育在其人才培养过程中也暴露出了一些问题：不能很好地适应中医药人才培养规律和特点；教学培养的规模化，很难做到以人为本、因材施教；在院校教育中忽视了对中医文化的传承，使学生对中医缺乏感情。同时，临床教学缺乏系统性和规范性，且教学内容重西医，轻中医。中医的辨证论治与望、闻、问、切等中医基本知识和技能训练太少，缺乏中医思维训练，诊疗疾病基本使用西医诊疗规范，以西医理论指导中医临床。另外，中医临床教材与临床实际脱节亦是不可忽视的问题，教材与临床实践衔接不足，导致中医临床诊疗疾病普遍存在"书本化"与"标准化"的现象。所以中医学生进入临床实习后，对中医的神秘感变为失落感，对中医的信心下降，甚至开始迷茫、怀疑。直到 20 世纪 90 年代初，师承教育才重新受到重视。为了把老中医药专家珍贵的学术经验传承下来，国家启动了各级师承教育工作。

相对于院校教育而言，师承教育的独特优势在于"早临床、多临床"，更注重临床能力的培养，并突出鲜明的中医特色。师徒自愿结合，学生热爱中医，学习兴趣浓厚，能够取得很好的教育效果。但也存在着培养规模难以扩大、生源素质和培养质量参差不齐、教学内容和方式不规范等局限和不足。另外，由于导师门户学派的局限和影响，易导致教学上的保守和狭隘。目前中医人才的培养应采取中医师承教育与院校教育相结合的模式。

师承时"跟名师"，通过参师襄诊，能够传承名师破解疑难疾病时思辨的能力与技巧，并通过临床实践验证，多临床、早临床、反复临床，掌握诊疗技巧和中医思维的关键，将体悟心得外化为有形可证的临床经验。可通过以下几种形式来强化师承教育：①将名师的学术经验集替代中医临床教材作为贯通中医理论与临床实践的桥梁；②对话名师，使学生正确认识中医的地位与价值；③跟名师教学查房、抄方学习，锻炼中医思维，坚定中医信念；④参加名师学术经验研讨会议，思考中医的传承与发展问题。

二、中医传承与创新

学生：如何理解中医药发展中的"传承精华，守正创新"？

老师：中医药是中国古代科学的瑰宝，是我国独特的医疗卫生资源。在现代医学的冲击下，传统医学多趋于萎缩或被替代，然而中医药保持着绵延不息的生命力。这与中医药具有整体观念的理论内核、原创性的辨证思维密切相关。同时中医药也是兼容并蓄的。中医药继承了传统医学理论的精髓，同时不断融汇新知，沟通中西医、参合中西医、取长补短、择是而从，也是它能够源远流长的重要原因。

什么是中医药的精华？首先，中医药是一种文化，它是根植在中华优秀传统文化中的。再者，中医药是医学体系，是研究人体、生命、健康、疾病及防治规律的一门科学。此外，中医药整体观念、辨证论治是中医药传承的鲜明特色。这些是中医药的精华，需要我们中医药人去深刻理解、挖掘与传承。

守正才能创新。守正先守初心，治病救人、救死扶伤是我们中医药人的初心，应时刻牢记孙思邈在"大医精诚"中仁心仁术、德才兼备的教诲。国务院印发的《中医药发展战略规划纲要（2016—2030 年)》中明确提出："充分遵循中医药自身发展规律，以推进继承创新为主题"。守正就是要遵循中医药自身发展规律，首先要明确中医药认识疾病与治疗疾病的方法。这就是为什么要熟读经典，将《黄帝内经》《伤寒论》等经典作为中医人才培养的学习重点。这些经典历经千百年的传播，受到实践的检验，构建了中医药学科体系的核心。中医理论不是无源之水，是临床反复实践，高度概括而来。中医药守正要立足于临床，中医的原生力来自临床，中医生命力旺不旺盛取决于临床水平的高低、临床本领的大小、临床疗效的好坏。"读经典"不断学习医学经典才能夯实基础，指导临床实践；立足临床实践，"做临床"，然后可以"温故知新"。试看从古到今哪一位有成就的医者没有经历上述过程？

如何创新？首先是理论创新，以现代语言和研究方法阐释中医药理论。当今社会，与西医学的对话，必然会促使中医药学将更多的眼光转向自身，更为自觉地探析中医药学科的属性，用现代的语言去阐释中医药理论，用公认的方法去评价中医药疗效，用更深入的基础研究去揭示中医药理论的科学内涵。这是一种"面向事情本身"的思考，也是学科发展的必然结果。创新也包括临床技术和方法的不断提升。中医药跟上新时期的发展脉搏，必须充分借鉴现代科学研究前沿的思路和方法，对中医药技术和方法的合理内核进行系统整理和挖掘。科研进步是中医药破题发展的根本路径。一方面，科研推动中医药学理论完善。另一方面，科研推动中医药临床疗效提高。中医药科研的重大突破有助于开拓临床思路，提高中医药临床疗效。

三、中西医结合治疗

学生：您是如何看待中西医疗法的？

老师：学习医学需要胸襟博大，视野开阔，治学严谨，兼收并蓄。因先求学于学院，后经名师指点，因此我对经典精研细读，从《黄帝内经》《难经》《伤寒杂病论》《景岳全书》《妙一斋医学正印种子编》等论著中形成自己的学术观点和思想的同时，又不断在临证中继承和创新古籍经典，融会贯通中西医疗法。

在中医治疗男科疾病方面，我提出"基于微调阴阳治疗男性不育症""基于络病从瘀论治前列腺炎""基于中风从瘀论治阳痿"等学术观点，还提出男科疾病"虚瘀论"，认为"虚"与"瘀"是男科疾病的核心病机。如前列腺炎以肾虚为本，瘀滞为标；不育症以阴阳失调为本，瘀阻为标；勃起功能障碍以瘀阻脉络为本，内蕴正亏，以上均可从虚瘀论治。中医的精髓在于辨证论治，处方往往不拘一格，常加入治疗效果确切的中药，出奇制胜；而西医的优势在于检查手段先进、诊断明确，有利于防止误诊、漏诊和误治，应用好现代医学的微观检查是对中医手段的延伸，辨病辨证结合、中西医结合，方能取得良好的疗效。

参考文献

［1］王彬，韩亮．李曰庆学术和临床经验集［M］．北京：中国医药科技出版社，2020．

［2］李曰庆．实用中西医结合泌尿男科学［M］．北京：人民卫生出版社，1995．

［3］李曰庆，李海松．新编实用中医男科学［M］．北京：人民卫生出版社，2018．

［4］李曰庆．中医外科学［M］．北京：中国中医药出版社，2002．

［5］郑苗苗．李曰庆：传承精华，铸就医魂［J］．名医，2021，（17）：2－5．

［6］李曰庆，李海松，孙永章，等．中医药治疗男科领域临床优势病种的探讨［J］．中国实验方剂学杂志，2021，27（12）：182－188．